O.W. BARTH ✸

INHALT

WIE DIESES BUCH ENTSTANDEN IST UND WICHTIGE HINWEISE FÜR DIE LEKTÜRE

Dieses Buch ist die Essenz aus einem über Jahre geführten Dialog zwischen meinem Sohn Mark-Alexander und mir. Gemeinsam haben wir uns in dieser Zeit mit der Forschung zur Homöopathie beschäftigt. Dies war für uns beide sehr erhellend, denn viele seriöse Arbeiten dringen bislang kaum an die Öffentlichkeit und waren für uns, genauso wie für viele andere Zeitgenossen, neu. Alle wissenschaftlichen Studien, auf die wir uns im Text beziehen, werden im Literaturverzeichnis am Ende des Buches aufgelistet. Die meisten dieser Studien können Sie im Internet kostenlos nachlesen. Die Internetadressen wurden mit angegeben (Stand August 2013). Wiederkehrende Fachbegriffe, die mit einem → Pfeil gekennzeichnet sind, finden Sie am Ende des Buches in einem Glossar.

In unsere Gespräche ist mein Fachwissen genauso eingegangen wie Mark-Alexanders Expertise, geistige Strömungen durch ihre prägenden Persönlichkeiten und Entwicklungen zu verstehen. Wie entsteht eine neue Erkenntnis, wie und wann setzt sie sich durch, und wie beeinflusst die Irrtumsfähigkeit von uns Menschen unser Weltbild?

Gemeinsam haben wir zunächst die wesentlichen Fragen identifiziert und überlegt, wie die komplexe Materie in eine systematische Form gebracht werden kann. Mark-Alexander suchte und fand die allgemeinverständliche Form. Sein differenzierter Blick als Historiker half uns beiden dabei, die homöopathische Zunft unvoreingenommen zu betrachten und Ungereimtheiten und Probleme dingfest zu machen. Das war ein spannender Dialog, auch wenn wir mal nicht der gleichen Meinung waren. Das kommt bekanntlich in den besten Familien vor – und bei uns sowieso.

Ich habe zu diesem Buch die homöopathischen Fachkenntnisse und die sehr genauen Langzeitbeobachtungen von Krankheiten und ihren Heilungsverläufen beitragen können. Alle Patienten, die wir fragten, haben uns freundlicherweise die Erlaubnis gegeben, die Geschichte ihrer Behandlung in diesem Buch zu erzählen. Ihnen allen gilt unser ganz besonderer Dank. Es gehört Mut dazu, die eigene Geschichte freizugeben, denn es bedeutet, selbst auch noch einmal mit der schwierigen Vergangenheit konfrontiert zu sein. Die persönlich erkennbaren Daten der Patienten wurden selbstverständlich verändert, um ihre Anonymität zu wahren. Dazu gehört auch, dass die jeweils angewandten Heilmittel auf Bitten der Patienten nicht genannt werden.

Wir haben für dieses Buch vor allem Fälle von Menschen ausgesucht, denen in unserem Gesundheitssystem auch mit großem Aufwand nicht mehr geholfen werden konnte. Denn diese Fälle zeigen besonders deutlich, wie unsere Arbeit aussieht. In meiner Praxis behandele ich inzwischen nur noch Patienten, die schwer erkrankt sind und meist mehrere verschiedene Beschwerden haben. Oft werden sie zu mir geschickt, weil ich als ausgebildete Schulmedizinerin und Homöopathin das Wissen aus beiden Bereichen anwende, um ihnen zu helfen. An den Fallgeschichten dieses Buches wird dies deutlich. Wenn ich bei der Wiedergabe dieser Fallgeschichten von »wir« spreche, meine ich damit meine Fachkollegen und mich, die wir die Fälle gemeinsam aufgenommen, erlebt und beraten haben. Manchmal war ich dabei in der Rolle der Supervisorin.

Irene Schlingensiepen

KÜGELCHEN?
NEIN DANKE! – WER BRAUCHT
SCHON HOMÖOPATHIE?

Stellen Sie es sich ruhig noch einmal vor. In diesen kleinen weißen Zuckerkügelchen ist nichts. Nicht ein Molekül des ursprünglichen Wirkstoffs. Denn dieser wurde so stark verdünnt, dass man ihn nicht mehr nachweisen kann – nicht mit modernsten Mikroskopen und nicht mit empfindlichsten Messinstrumenten. Wie diese Medizin funktionieren soll, können nicht einmal ihre Anhänger erklären. Die Homöopathie macht es ihren Gegnern wirklich nicht schwer, ich weiß, wovon ich spreche, ich habe sie selbst lange für esoterische Quacksalberei gehalten. Meine Ausbildung zur Ärztin war klassisch: Medizinstudium in Bonn, später Göttingen, wo ich auch im Uniklinikum gearbeitet habe. Noch während des Studiums ging ich mit meinem Mann an ein Max-Planck-Institut, und wir schrieben unsere Dissertation bei Otto Creutzfeldt, eine Persönlichkeit, die uns tief geprägt hat. Bis heute ist er der einzige Zeitgenosse, den ich persönlich als Universalgelehrten erlebt habe. Er hatte Biologie, Physik, Geschichte, Theologie und Medizin studiert und war Psychiater und Neurologe. Bei ihm sind wir durch eine strenge wissenschaftliche Schule gegangen.

Vage Vermutungen oder rührend erzählte Einzelfallgeschichten waren in unserer Forschungsgruppe nicht viel wert. Wenn man hier behauptete, eine Substanz habe eine Wirkung auf den menschlichen Organismus, musste man diese Behauptung auch nachweisen und belegen können. Ich verdanke diesem Doktorvater ein solides wissenschaftliches Fundament. Und, was besonders wichtig ist, die von Creutzfeldt befeuerte Neugier, sich nicht von ungeklärten Rätseln abzuwenden und gerade an den Dingen zu forschen, die wir noch nicht verstehen.

Alles in allem hatten wir damals ein recht klar geordnetes medizinisches Weltbild. Die Wirksamkeit der → Schulmedizin war evident, die meisten alternativen Methoden waren Märchenstoff für Unbelehrbare. Das galt besonders für die Homöopathie. Und dann war es schließlich doch so eine – für mich tatsächlich berührende – Einzelfallgeschichte, die mein Verhältnis zur Homöopathie grundlegend verändern sollte.

Unser jüngster Sohn litt, nur wenige Jahre nach seiner Geburt, an außerordentlich schwerem Asthma mit anhaltender Atemnot. Man sollte meinen, so etwas sei mittlerweile gut in den Griff zu kriegen; aber trotz starker Medikamente verbesserte sich sein Zustand nicht, sondern das Asthma wurde immer schlimmer. Die Krankheit brachte uns zum Verzweifeln, denn wir konnten nichts tun, nur ohnmächtig zuschauen und unseren Sohn trösten, wenn es besonders schlimm wurde. Und die Attacken wurden heftiger und kamen regelmäßiger, schließlich mehrmals im Monat. Dann saßen wir an seinem Bett und sahen mit an, wie er um jeden einzelnen Atemzug kämpfte. Er rang nach Luft und hustete stundenlang ohne Pause, als würde es ihm die Lunge zerreißen. Schließlich bis zu sechs Tage und Nächte hintereinander. Es war reine Höflichkeit, dass ich nach zwei Jahren – völlig mürbe geworden – von einem befreundeten Kollegen sogenannte Globuli annahm, also ein homöopathisches Heilmittel gegen die Anfälle. Ich hatte gar nicht vorgehabt, sie zu verwenden. Aber der Kollege war immer wieder mit seinen Kügelchen angekommen, also nahm ich sie irgendwann an, aber eigentlich nur, um ihn nicht immer wieder vor den Kopf zu stoßen. »Probier es aus, was nicht wirkt, kann schließlich auch nicht schaden.« Als der nächste schwere Asthmaanfall kam und ich wieder hilflos zusehen musste, löste ich schließlich vier kleine Zuckerkügelchen in einem Glas Wasser auf und gab sie meinem Sohn zu trinken. Was nicht wirkt, kann schließlich auch nicht schaden, dachte ich. Und ganz bewusst informierte ich ihn in diesem Fall nicht darüber, was ich ihm da gab, versprach auch nicht, dass es ihm helfen werde.

Das für mich Unglaubliche geschah: Der Husten hörte auf, die Luftnot verschwand nach wenigen Minuten. So eine Attacke hatte bis dahin mehrere Tage angehalten. Diesmal war die Krankheit wie weggeblasen. Ich weiß noch, dass ich meinen Mann, der spät im Labor arbeitete, anrief. Ganz verblüfft schilderte ich ihm, dass es unserem Sohn innerhalb kürzester Zeit viel besser ging. Ich erzählte ihm natürlich von den Kügelchen. Wir konnten uns kaum vorstellen, dass sie etwas mit der Besserung zu tun hatten, das passte nicht zu unserem wissenschaftlichen Verständnis. Eher glaubten wir an einen erfreulichen Zufall. Immerhin keimte eine leise Hoffnung in uns auf, denn die schulmedizinische Therapie wurde auf Dauer zu einem gravierenden Risiko. Wenn andere Antiasthmatika nicht wirken, bleibt oft nur die Behandlung mit Cortison. Bei kleinen Kindern ist eine längere Behandlung damit keine Option; steigende Dosierungen können zu Knochenerweichung (Osteoporose) führen. Noch im Jugendalter ist dann ein Teil solcher langfristig mit Cortison behandelter Patienten auf einen Rollstuhl angewiesen. Im Studium hatten wir Bilder von diesen Langzeitschäden gesehen, und die Erinnerung daran war oft zurückgekommen, wenn die Luftnot bei unserem Sohn wieder einsetzte.

Also haben wir das Experiment mit der Homöopathie wiederholt. In den folgenden Wochen und Monaten gaben wir unserem Sohn beim ersten Anzeichen einer Asthmaattacke Globuli. Und tatsächlich, die Anfälle wurden immer kürzer und weniger heftig. Als es schließlich gelang, das ganz exakt bestimmte homöopathische Mittel zu finden, heilte die Krankheit binnen kurzer Zeit endgültig aus. Seit fast zwanzig Jahren lebt unser Sohn nun völlig beschwerdefrei, ganz ohne Atemnot und ohne Behandlung mit Asthma-Medikamenten. Die vollständige Heilung eines so schweren Asthmas noch im Kindesalter ist nach schulmedizinischen Standards, vorsichtig formuliert, erstaunlich. Wir hatten jedenfalls befürchtet, dass unser Sohn kein unbeschwertes, normales Leben würde führen können, von völliger Heilung ganz zu schweigen.

War es aber möglich, dass die obskuren Zuckerpillen geschafft hatten, was mit den schweren Geschützen der Schulmedizin nicht machbar gewesen war? Der Mensch irrt bekanntermaßen, solange er strebt, und ich fragte mich, ob ich mich in meinen »sicheren« Erkenntnissen die Homöopathie betreffend geirrt hatte.

Vielleicht teilweise? Zunächst war mein Interesse jedenfalls noch ausschließlich auf die Anwendung bei meinem Sohn begrenzt. Im ersten Jahr hatte ich meinen »homöopathisch verirrten« Kollegen noch regelmäßig um Hilfe bei der Behandlung bitten müssen. Ich wollte die Therapie auch selbstständig fortführen können, also belegte ich einen einfachen Abendkurs an der Volkshochschule, der meine Erwartungen ganz und gar nicht erfüllte. Ich hatte keine Ahnung von Homöopathie, aber dafür eine lange Liste von Klischees im Kopf. Ich dachte, die Behandlung beschränke sich auf ein freundschaftliches Gespräch zwischen Patient und Arzt. Und der verordnet hinterher ein Heilmittel, das sich »richtig anfühlt«.

Von wegen! Der Homöopathie liegt eine komplexe, seit nunmehr zweihundert Jahren gewissenhaft ausgearbeitete Systematik zugrunde. Hunderte Krankheitsbilder sind in dieser Zeit mit großer Sorgfalt beschrieben und geordnet worden. Etliche hundert Regalmeter mit Nachschlagewerken zu Krankheitsbildern und Symptomen sind bis heute zusammengekommen. Egal aus welcher Fachrichtung man kommt, für einen aufgeschlossenen Arzt kann so ein Archiv eine Entdeckung sein. Mein erstes Interesse am theoretischen Überbau der Methode war geweckt; ich wollte zunächst dieses System verstehen, um zu einem sattelfesten Urteil über die Homöopathie zu gelangen. Damals war es mir noch gar nicht bewusst, aber dies waren die ersten Schritte auf einer langen Reise, die nun schon mehr als zwanzig Jahre andauert und die mich mittlerweile um den halben Erdball geführt hat. Ich habe dabei anfangs keinen zielgerichteten Plan verfolgt; aber ich hatte all die Jahre einen Leitfaden. Zuerst eher unbewusst, dann immer zielstrebiger bin ich der zentralen Frage nachgegangen: Was heilt?

Die Frage ist einfach, ihre Beantwortung ist es nicht. Ich habe noch keine erschöpfende Lösung gefunden. Doch ich habe von vielen erstklassigen Lehrern lernen dürfen und über die Jahre verschiedene Methoden im Praxisalltag ausprobiert. Ich habe mit Schulmedizinern und Homöopathen diskutiert, mit Pharmakologen, Psychologen, Biologen, mit Quanten- und sogar mit Astrophysikern. Und mir und anderen dabei immer wieder Fragen gestellt, um Leben und Gesundheit ganz grundsätzlich zu verstehen: Wie hängen Materie, Energie und Leben zusammen? Was ist Krankheit? Was heilt?

Dabei sind einige Vorurteile ins Wanken geraten und einige bestehen geblieben. Über manches denke ich heute kritischer nach und über anderes weniger abfällig. Ich bin zu der Überzeugung gelangt, dass eine hochentwickelte, aufgeklärte Gesellschaft wie unsere enorm von den Erkenntnissen der Schulmedizin profitiert. Und dass sie auf das bemerkenswerte Heilungspotenzial der Homöopathie nicht unbedacht verzichten sollte. Schließlich meine ich, dass wir noch einen weiten Weg vor uns haben, wenn wir alternative Heilmethoden richtig verstehen und mit messbarem Erfolg anwenden wollen.

Irene Schlingensiepen

WAS IST HOMÖOPATHIE?
EIN KURZER ÜBERBLICK

»Neulich war ich auch beim Homöopathen. Das war sehr schön, der macht das mit so Klangschalen.« Mit diesen Worten ermunterte uns eine freundliche Nachbarin, als sie von diesem Buchprojekt hörte.

Bachblüten, Schüßler-Salze, Atemübungen und eben Klangschalen – welche alternativen Heilansätze zur Homöopathie gehören und welche nicht, bleibt in der allgemeinen Wahrnehmung oft unklar. Dabei kann man es ziemlich genau eingrenzen. Bevor es also um die Detailfragen zum Wirksamkeitsstreit, zur ärztlichen Praxis und zu den Inhaltsstoffen geht, fassen wir erst einmal zusammen, was gemeint ist, wenn es hier um Homöopathie geht.

Die Homöopathie gibt es seit genau zweihundert Jahren, und in dieser Zeit sind mehrere tausend homöopathische Heilmittel bestimmt worden. Jedes dieser Heilmittel hat denselben Verarbeitungsprozess hinter sich: es wurde aus einer einzelnen Ausgangssubstanz gewonnen, aus einer Pflanze, einem Salz, einem Metall oder von einem Tier (zum Beispiel aus einer kleinen Probe vom Fell, aus dem Blut oder aus der Milch). Theoretisch kann man aus jeder natürlich vorkommenden Substanz ein homöopathisches Heilmittel herstellen. Die Zahl homöopathischer Mittel ist also nahezu unbegrenzt. Die Herstellung selbst ist ein sehr aufwendiges Verfahren, dass viele hundert bis tausend Arbeitsschritte umfasst. Am Ende dieses Herstellungsprozesses ist die Ausgangssubstanz sehr stark in einer Lösung aus Wasser und Alkohol verdünnt (der Verdünnungsprozess wird → Potenzieren genannt). Verabreicht wird sie in der Regel in Form der bekannten weißen Kügelchen, auch Globuli genannt. Viele praktizierende Homöopathen arbeiten mit rund hundert stark verbreiteten und leicht erhältlichen Heilmitteln. Diese

Mittel werden auch in vielen Ratgebern genannt, was dazu führt, dass sich manche Patienten mittlerweile selbst behandeln. Wir verzichten bewusst auf die Nennung solcher Heilmittel und Anleitungen. Dieses Buch ist kein Arzneimittelratgeber und keine Hausapotheke. Nach unserer Erfahrung ist eine Selbsttherapie bei chronischen Erkrankungen sehr schwierig. Das gilt für die Schulmedizin genauso wie für die Homöopathie.

Wenn manche Leser also darauf hoffen, dass wir in diesem Buch bestimmte Heilmittel für häufig auftretende Krankheiten wie Halsschmerzen, Kopfschmerzen oder eine Erkältung nennen oder die Wirkung der Homöopathie damit belegen wollen, dann führen wir stattdessen die alte Medizinerweisheit ins Feld: *Eine Erkältung dauert ohne Arzt sieben Tage und mit Arztbesuch eine Woche.* Die Selbstheilungskräfte unseres Körpers kommen mit leichten bis mittelschweren Infektionen auch ohne Hilfe von außen zurecht. Ein Medikament kann mitunter die Symptome lindern, eventuell auch die Heilung begünstigen. Wenn die Krankheit ausheilt, ist dies aber vor allem anderen dem eigenen Immunsystem zu verdanken und beweist noch nicht die Wirksamkeit einer externen Therapie. Daher beschäftigen sich die zitierten Studien, genauso wie unsere Patientenbeispiele, mit schweren Erkrankungen, bei denen ein günstiger Heilungsverlauf kaum durch die Selbstheilungskräfte des Körpers erreicht werden kann.

Der Therapieansatz der Homöopathie unterscheidet sich in einem Punkt grundlegend von anderen medizinischen Methoden. Denn ein Homöopath behandelt nicht jedes Symptom eines Patienten einzeln. Er sucht vielmehr aus den vielen verfügbaren Mitteln ein einziges aus, das die Kombination aller Beschwerden eines Patienten abdeckt. Ein einziges Heilmittel also für jeden einzelnen Patienten – egal wie viele verschiedene Leiden dieser schildert. Der Patient wird ganzheitlich betrachtet. Die verschiedenen Beschwerden werden als Ausdruck einer einzigen tieferen Ursache oder Störung in seinem Organismus begriffen.

Die Homöopathie ist eine der ältesten und umstrittensten Therapieformen in unserem Kulturkreis. Denn Kritiker sind der Ansicht, dass die Globuli keinerlei Wirkstoff enthalten können. Aus diesem Vorwurf ergibt sich die erste Leitfrage dieses Buches. »Wirkt sie, oder wirkt sie nicht?«

Das ist wahrscheinlich die drängendste Ungewissheit, mit der Patienten wie Homöopathen konfrontiert sind. Mit ihrer Beantwortung beschäftigt sich die naturwissenschaftliche Grundlagenforschung zur Homöopathie. An verschiedenen Universitäten auf der ganzen Welt wurden in den letzten Jahren Experimente und Studien durchgeführt. Dutzende Forscher sind von der Frage angetrieben, ob man die Wirksamkeit dieser Methode widerlegen oder beweisen kann. Dabei wurden Patienten untersucht, Weizenkeime vergiftet, Eiskristalle fotografiert, es wurden Datenberge angehäuft, ausgewertet und heiß diskutiert. Wichtige Ergebnisse dieser Forschungen stellen wir in den folgenden Kapiteln vor.

Dann gibt es noch die allgemeinen Fragen: Was ist Homöopathie überhaupt? Wo kommt sie her: Ist es eine alte chinesische Heilmethode? Oder vielleicht eine indische? Was machen Homöopathen, wie arbeiten sie? Was hat es mit diesen merkwürdigen Globuli auf sich? Wie werden sie genau hergestellt? Und enthalten sie wirklich keinen Wirkstoff? Ist Homöopath überhaupt gleich Homöopath, machen sie alle das Gleiche? Was versteht man unter *klassischer* und was unter *genuiner* Homöopathie, und was unterscheidet diese wieder von der Quellenhomöopathie, der Methode, für die ich mich nach vielen empirischen Forschungsjahren entschieden habe?

Schließlich geht es noch einmal abschließend um das alte Problem: Was heilt? Schulmedizin und Homöopathie bekritteln und bekämpfen sich seit Jahrhunderten. Ist es nötig, dass beide Seiten sich so unversöhnlich gegenüberstehen? Ist dem Patienten damit gedient? Wie könnte ein Gesundheitswesen aussehen, in dem nicht jede Seite ihren Alleingültigkeitsanspruch rechtfertigt, sondern fragt: Was heilt kranke Menschen? Im kritischen Blick auf Schulmedizin und Homöopathie versuchen wir uns an solch einem Konzept.

Dieses Buch ist also für alle gedacht, die ein allgemeines Interesse an Homöopathie haben. Für jene, die für sich selbst eine Alternative zur Schulmedizin suchen, und natürlich auch für die, die sich mal wieder über die »alternativen Spinner mit den Zuckerkügelchen« ärgern möchten.

FAZIT

Im Gegensatz zur Schulmedizin behandelt ein Homöopath nicht verschiedene Leiden eines Patienten mit unterschiedlichen Mitteln, sondern sucht das *eine* Mittel, das alle Beschwerden eines Patienten beseitigen kann. Der Patient wird ganzheitlich betrachtet, seine Beschwerden sind Ausdruck einer einzigen Ursache.

Die wesentliche Frage – wesentlich für das Überleben
und das Wohlergehen der Welt – ist, wie wir
die wunderbaren Entwicklungen der Wissenschaft
fruchtbar machen können im Sinne eines uneigennützigen
Einsatzes für die Bedürfnisse des Menschen.
Tentsin Gyatso, 14. Dalai-Lama

WAS DIE STUDIEN SAGEN – PRO UND CONTRA HOMÖOPATHIE

Stellen Sie sich vor, Sie müssen aus einem Flugzeug springen. Würden Sie einen Fallschirm mitnehmen? Vermutlich schon, aber woher wollen Sie wissen, dass er Ihnen helfen wird; kennen Sie die Studienlage zur Wirksamkeit von Fallschirmen bei Sprüngen oder Stürzen aus großer Höhe? Die gibt es tatsächlich, und ihr Ergebnis liest sich wie eine Sensation: Im Jahr 2003 führten Gordon Smith und Jill Pell eine sogenannte → Metastudie[1] durch. Das bedeutet, dass sämtliche Forschungsergebnisse zu Fallschirmen zusammengefasst und gemeinsam bewertet wurden. Die Wissenschaftler fanden heraus: Nicht eine einzige Studie belegt, dass Fallschirme beim Sprung aus großer Höhe schützen. In einer Metastudie ergeben nichtpositive Resultate eine negative Bilanz. Das Ergebnis dieser Metastudie lautete also folgerichtig: Ohne positive Resultate muss man zu dem Schluss kommen, dass Fallschirme beim Sprung aus Flugzeugen nichts nützen. Den beiden Wissenschaftlern aus Cambridge war natürlich klar, wie unsinnig diese Behauptung ist. Sie wollten auf diese Art und Weise darauf

---

1 Alle mit Pfeil gekennzeichneten Begriffe finden Sie auch im Glossar am Ende des Buches, und alle im Folgenden genannten Studien werden im Literaturverzeichnis angeführt.

aufmerksam machen, zu welchen Verzerrungen die stupide Exekution wissenschaftlicher Standards führen kann.

Das Wissenschaftsmagazin *The Lancet* veröffentlichte 2005 ebenfalls eine Metastudie, und zwar zur Wirksamkeit der Homöopathie. Das Ergebnis dieser Untersuchung von Aijing Shang fiel nicht gerade positiv aus. Homöopathie sei in etwa so wirksam wie eine Placebotherapie. Da *The Lancet* ein international anerkanntes, renommiertes medizinisches Fachblatt ist, fand die Studie schnell Verbreitung. Den Gegnern der Homöopathie kam sie sehr gelegen, und mittlerweile ist sie zu einer Allzweckwaffe in vielen Diskussionen avanciert. Dabei wird sie nicht nur von Homöopathen kritisiert, auch methodisch versierte Forscher beanstanden den Ansatz und die Durchführung der Studie, selbst die Redaktion von *The Lancet* hat sich mittlerweile von dieser Arbeit distanziert.

Und das aus gutem Grund. Zunächst ist es vollkommen unüblich, zwei Methoden wie Schulmedizin und Homöopathie generell zu vergleichen, ohne sich auf eine klar definierte Indikation zu beschränken, also etwa die Heilungserfolge bei Heuschnupfen oder Grippe zu vergleichen. Eine medizinische Methode generell, also nicht im Hinblick auf eine bestimmte Krankheit und vergleichbare Parameter zu untersuchen, ist aus wissenschaftlicher Sicht nicht sinnvoll. Deswegen fielen die Ergebnisse der *Lancet*-Studie übrigens auch für die Schulmedizin bescheiden aus. Nur wurde die entsprechende Kurve für schulmedizinische Studien bei der Veröffentlichung abgeschnitten. Zum Glück für die Autoren ist dieser relativ schlichte Trick bisher wenigen Lesern aufgefallen (eine ausführliche Kritik an der Methodik dieser *Lancet*-Studie finden Sie im Anhang).

Was man von Studien erwarten kann

Große Metastudien haben den Nimbus mathematischer Objektivität. Aber auch die Auswertung von fremden Daten muss nicht zwangsläufig der Wahrheitsfindung dienen. Ein ganz einfaches Beispiel: Wenn man in den offiziellen Wetterdaten der Städte Rom und Berlin den durchschnittlichen jährlichen Niederschlag vergleicht, stellt man fest: In Rom regnet es mehr als in Berlin. Aber damit ist dennoch nicht gesagt, dass Berlin besseres Wetter hat. Denn schaut man sich die Daten im Detail an, sieht man: Rom hat viel weniger Regentage, gerade im Sommer. Selbst im Winter sind es weniger als in Berlin. Das bedeutet, wenn in Rom mal schlechtes Wetter ist, dann aber richtig. Dann gibt es an einem Tag die ganze Ladung Regen. Rom hat also beides, mehr Niederschlag, aber auch viel mehr Sonne. Und den Messwert Temperatur haben wir bei dieser Meta-Untersuchung völlig unter den Tisch fallen lassen. Je komplexer also die Ausgangsdaten sind, desto schwieriger wird ihre Interpretation. Man könnte auch sagen, desto anfälliger ist eine Studie für Fehlinterpretationen und sogar für Manipulation. Vor allem, wenn ihre Autoren auf der Suche nach einer Sensation sind. Denn man könnte nun einen ausgesuchten Teil der Daten im Rahmen einer wissenschaftlichen Arbeit zusammenrechnen und anschließend in den Medien verkünden: »Neue Studie beweist: Betrug in Italien – So schlecht ist Roms Wetter wirklich!« Die Studie wäre zwar rechnerisch korrekt, aber trotzdem unseriös.

Und selbst wenn man alle Daten ganz aufrichtig auswertet, sagen sie mir immer noch nicht, ob ich im nächsten August mit Regenschirm nach Rom oder mit Badeanzug nach Berlin fahren soll. Mit dem Gesundheitswesen sieht es ähnlich aus. Viele Krankheiten sind so komplex und individuell ausgeprägt, dass aus großen Metastudien nicht unbedingt guter Rat zu gewinnen ist.

Bisher hat sich also noch keiner die Mühe gemacht, die Wirksamkeit von Fallschirmen wissenschaftlich nachzuweisen. Und warum auch? Das Wort eines erfahrenen Fallschirmspringers würde uns im Ernstfall vollauf genügen. Allerdings handelt es sich dabei – um im wissenschaftlichen Fachjargon zu bleiben – lediglich um eine »auf unkontrollierten Einzelfällen basierende Annahme«. Was bedeutet dies im Hinblick auf die Homöopathie? Dass wir keine Studien brauchen, weil viele Homöopathen erstaunliche Erfolgsgeschichten aus ihrer Praxistätigkeit berichten können?

So einfach ist es natürlich nicht. Auch wenn unkontrollierte Einzelfälle uns persönlich überzeugen, als wissenschaftliche Beweise reichen sie absolut nicht aus. Wenn die Homöopathie als grundsätzlicher Bestandteil des Gesundheitssystems anerkannt werden soll, brauchen wir Studien, die sich streng an den gängigen Standards orientieren. Vor allem am sogenannten Goldstandard der medizinisch-wissenschaftlichen Forschung, den randomisierten klinischen → Doppelblindstudien. Man kann mit diesem Verfahren viele Medikamente und Methoden auf ihre Wirksamkeit hin überprüfen, die Systematik ist dabei immer dieselbe. Die teilnehmenden Probanden werden zufällig (randomisiert) in zwei Gruppen aufgeteilt. Die eine Gruppe erhält tatsächlich eine Behandlung mit einem Medikament, die andere bekommt ein → Placebo, ein Scheinmedikament. Weder die Teilnehmer, noch die Versuchsleiter wissen, wer zu welcher Gruppe gehört (doppelverblindet). Am Ende der Untersuchung vergleicht man, ob die Behandlung mit den echten Medikamenten erfolgreicher war.

An dieser Form der Studie ist per se überhaupt nichts auszusetzen, in vielen Fällen ist sie der beste Weg, einen medizinischen Effekt zu überprüfen. Ein neues Kopfschmerzpräparat soll mehr Wirkung haben als eine Mehltablette. Und mit einer randomisierten klinischen Doppelblindstudie lässt sich solide überprüfen, ob das Präparat die Kopfschmerzen wirklich lindert oder ob wir uns genauso gut fühlen, wenn wir eine Pille ohne Wirkstoff schlucken – einfach weil wir das wohlige Gefühl genießen, wir hätten von den Segnungen der modernen Medizin profitiert. Letzteres wäre dann eine typische Placebowirkung.

Es gibt nun aber Methoden, bei denen es schwieriger ist, die Wirksamkeit mit so einer Doppelblindstudie zu überprüfen. Etwa in unserem Fallschirmbeispiel. Denn man kann nun einmal nicht die Hälfte der Probanden – als Kontrollgruppe – ohne Fallschirm aus einem Flugzeug springen lassen. Ähnliche, wenngleich weniger dramatische Widrigkeiten gibt es bei der Durchführung von → randomisierten Doppelblindstudien zur Homöopathie. Das Hauptproblem ist denkbar trivial: Geld. Eine Studie nach klinischen Standards durchzuführen ist sehr teuer. Die Kosten liegen zwischen 300 000 € für eine kleine Arbeit und 300 Millionen für eine große Langzeitstudie. Neben dem medizinischen Personal und anderen Experten (Statistiker usw.) entstehen laufend Nebenkosten. Hinzu kommen fast immer Aufwandsentschädigungen für die Teilnehmer. Je länger die Studie läuft, desto teurer wird sie. Im Falle der Homöopathie führt dies zu einem echten Problem. Denn die Behandlung braucht in manchen Fällen eine gewisse Zeit, um nachhaltig zu wirken, man muss also immer vergleichsweise lange Laufzeiten einplanen. Die Pharmaindustrie, sonst großzügiger Sponsor der Arzneimittelforschung, hält sich in diesem Fall vornehm zurück. Und auch viele Universitäten geben sich verhalten, wenn ihnen die Durchführung einer homöopathischen Studie angeboten wird. Zu schlecht ist vielen noch der Leumund der Homöopathen. So wird es schwer, gerade daran durch Forschung etwas zu ändern, der Stein ist gerade erst ins Rollen gekommen.

Homöopathie und ADS

Die oben geschilderten Komplikationen bedeuten glücklicher-
weise nicht, dass die Grundlagenforschung ein hoffnungs-
loser Fall ist und man der *Lancet*-Studie nichts entgegenset-
zen kann. Wir stellen einige der Studien vor, die allen oben
genannten Schwierigkeiten zum Trotz entstanden sind. Alle
diese Arbeiten sind noch relativ neu, sie alle erschienen
nach den Untersuchungen der *Lancet*-Studie (2005), wurden
darin also nicht berücksichtigt. Die erste dieser Studien hat
sich mit einem echten Reizthema beschäftigt, mit der vielleicht meistdiskutierten Diagnose der jüngeren Medizinge-
schichte.

Fast jeder, ob nun direkt, indirekt oder gar nicht betroffen, hat
eine Meinung zum umgangssprachlich auch »Zappelphilipp«
genannten Aufmerksamkeitsdefizit-Syndrom, kurz → ADS/
ADHS (das H steht für Hyperaktivität, eine Ausprägung, die
nur ein Teil der Betroffenen zeigt, meistens die Jungen). Um
die Diagnose und Behandlung von ADS beziehungsweise
ADHS tobt mittlerweile ein Glaubenskampf. Viele Menschen,
besonders Laien mit Hang zum generellen Misstrauen, sehen
in diesem Phänomen keine Krankheit, sondern eine Erfindung
der Pharmaindustrie. Verdächtig scheint ihnen der sprunghafte
Anstieg der ADS-Diagnosen in den letzten fünfzehn Jahren.
Schließlich hat man früher auch nicht bei jedem auffälligen Jugendlichen gleich von einem Syndrom gesprochen.

Ob man es nun eine Krankheit, ein Syndrom, einen Zustand
nennt oder nichts von alledem – es gibt in der Tat eine chronische Form des Aufmerksamkeitsdefizits, das für die Betroffenen und ihre Familien schweren Leidensdruck verursacht.
Ärger mit den Lehrern, Stress mit anderen Schülern und den
Eltern, Probleme mit den Hausaufgaben und katastrophale
Noten – obwohl die Kinder eine ganz normal ausgeprägte In-
telligenz haben.

Von so extremen Symptomen sind etwa drei Prozent der Kinder eines Jahrgangs betroffen. Mit verschreibungspflichtigen Medikamenten behandelt man aber deutlich mehr Jugendliche. In den USA sind es mittlerweile zwischen zehn und zwanzig Prozent eines Jahrgangs, die das als → Ritalin oder Medikinet bekannte Methylphenidat regelmäßig einnehmen. In den 1990er Jahren waren Ärzte, Kindergärtner, Lehrer und sogar Pfarrer kostenlos geschult worden, ADHS zu erkennen und für eine Behandlung mit Ritalin zu sorgen. In der Regel war bei diesen kostenlosen Lehrgängen nicht zu erkennen, dass sie von den Medikamentenherstellern ausgerichtet wurden. Völlig inflationär diagnostiziert und behandelt man also mittlerweile jede Verhaltensauffälligkeit als ADS. Die tendenziell pharmafreundliche Vereinigung amerikanischer Kinderärzte rät mittlerweile, die Behandlung schon bei Vierjährigen zu beginnen. Ein ohnehin völlig übersättigter Markt lässt sich so noch einmal deutlich vergrößern. Die Pharmaindustrie hat das Syndrom nicht unbedingt aus dem luftleeren Raum heraus erfunden. Zweifellos aber hat sie es verstanden, davon zu profitieren.

Diese Form der Therapie ist zunehmend in die Kritik geraten, und das aus gutem Grund. Bei den Medikamenten handelt es sich um hochwirksame → Psychopharmaka, die hierzulande dem Betäubungsmittelgesetz unterliegen: nicht unbedingt für die Entwicklungsförderung von Kleinkindern geeignet. Vielen Eltern verursacht das ein ungutes Gefühl, und sie wenden sich auf der Suche nach Alternativen an einen Homöopathen.

Aus dieser Situation ergeben sich spannende Fragen: Kann den Kindern mit Homöopathie geholfen werden? Besser als mit einem Placebo, eventuell sogar genauso gut wie mit dem schulmedizinischen »Holzhammer« Ritalin? Genau diesen Fragen ging eine Forschungsgruppe um Heiner Frei und Klaus von Ammon an der Universität Bern nach. Über einen Zeitraum von insgesamt vier Jahren untersuchten die Wissenschaftler nach den Standards einer klinischen Studie die Behandlungsverläufe bei Schülern mit ADS. Die Teilnehmer waren zu Beginn der Untersuchung zwischen sechs und sechzehn Jahre alt, bei allen war ein Behandlungsbedarf eindeutig diagnostiziert worden.

Die Studie verlief in drei Phasen. Zunächst wurden die Jugendlichen von ihren jeweiligen Ärzten untersucht. In dieser ersten Phase erhielten also alle Teilnehmer eine normale homöopathische → Anamnese (Patientengespräch) und Behandlung. Danach begann die randomisierte, doppelverblindete Phase. Nach dem Zufallsprinzip bekamen die Teilnehmer entweder ihr individuelles Heilmittel oder weiße Zuckerkügelchen ohne Wirkstoff; jeweils zugeschickt von einer speziell für die Studie beauftragten Firma. Weder die Jugendlichen und ihre Familien, noch die Ärzte oder die Studienleitung wussten, zu welcher Gruppe die Teilnehmer jeweils gehörten.

Während dieser zweiten Phase gab es ein sogenanntes → Crossover. Dabei werden die Gruppen getauscht, um sicherzustellen, dass jeder Teilnehmer zeitweise ein Placebo und zeitweise das sogenannte → Verum, also sein Heilmittel, einnimmt. Im Anschluss daran folgte für alle Teilnehmer, die dies wollten, die dritte Studienphase, eine zeitlich nicht begrenzte Behandlung mit dem Verum. Auch diese Behandlung wurde erfasst. Während dieser Untersuchung nahmen die Probanden keine anderen Medikamente ein. Soweit der Studienaufbau. Zu welchen Ergebnissen kam die aufwendige Untersuchung nun nach ihrem Abschluss? Zunächst zu der zentralen Frage der Placebowirkung.

Es hatte bereits in den Jahren zuvor Studien zur ADS-Behandlung mit Homöopathie gegeben. Bisher hatten die ausführenden Wissenschaftler das komplexe Setup von Doppelverblindung mit Crossover-Prüfung aus Kostengründen vermieden.

Dabei gibt es ja gerade hier großen Forschungsbedarf, wenn man dem zweifelhaften Kompliment begegnen möchte, die Homöopathie sei eine vergleichsweise wirksame Scheinbehandlung. Im Rahmen der Berner Studie konnte klar belegt werden: Die Behandlung mit Verum erzielte bessere Ergebnisse als die mit Placebo – über dem statistisch signifikanten Grenzwert. Aus dem Fachchinesisch der Statistiker übersetzt: Wenn die Jugendlichen ein Placebo bekamen, wurde ihr Verhalten schon nach wenigen Wochen wieder auffallend, dies war in der Placebogruppe deutlich messbar.

Nun lässt sich die Beeinträchtigung durch ADS nicht so einfach messen wie beispielsweise unser Puls. Um für eine Studie dennoch beurteilen zu können, ob das Aufmerksamkeitsdefizit stärker oder schwächer ausgeprägt ist und ob sich daran etwas ändert, wird der → Conners Global Index (CGI) angewendet. Eltern und Lehrer beurteilten bestimmte Verhaltensweisen wie Aufmerksamkeit, Impulsivität oder Schüchternheit nach einem festen Fragemuster mit Punkten. Eine hohe Punktzahl bedeutet, dass die Symptome von ADS ausgeprägt vorhanden sind. Ziel einer Behandlung ist es also, diesen Wert auf ein möglichst normales Maß zu senken. Das bedeutet in der Praxis, dass die Jugendlichen in Schule und Familie gut zurechtkommen und sich nicht beeinträchtigt fühlen. Im Verlauf der Studie sank dieser Wert von durchschnittlich neunzehn auf zunächst acht und im Langzeitverlauf auf sogar sieben Punkte des CGI. Das bedeutet eine Verbesserung um 63 Prozent. Um größtmögliche Neutralität zu gewährleisten, wurde der Zustand der Probanden zusätzlich von Kinderneurologen der Universitätsklinik erfasst; die Normalisierung der Probanden ist also immer von drei unabhängigen Parteien bestätigt worden.

Hinter den trockenen Zahlen verbirgt sich ein enormer Erfolg. Schon nach kurzer Zeit setzte bei den meisten Probanden eine lang anhaltende Normalisierung ein. Die Behandlung mit zusätzlichen Medikamenten war nicht nötig; auch Jugendliche, die zuvor Ritalin hatten nehmen müssen, waren während der Studie nicht mehr darauf angewiesen. Bei einigen Jugendlichen hat die Therapie nicht angeschlagen. Das ist leider nicht ungewöhnlich, auch bei schulmedizinischen Studien sprechen etwa 20 Prozent der Teilnehmer gar nicht auf eine Behandlung an. Natürlich ist es interessant, den Erfolg dieser Behandlung im direkten Vergleich zur allopathischen (→ Allopathie), also schulmedizinischen Therapie zu sehen. Die Studie selbst tut dies ausdrücklich nicht, dafür hätte parallel noch eine dritte Kontrollgruppe mit Ritalin geführt werden müssen.

Bleibt also nur der Direktvergleich zu anderen Studien. Der ist zwar nicht ganz einfach, denn die Laufzeit der Berner Studie war weit länger als bei schulmedizinischen Studien üblich. Was aber durchaus verglichen werden kann: Wie deutlich lässt sich die Besserung der ADS-Symptome bei den Probanden feststellen? Hier zeigt sich: Die Behandlung mit homöopathischen Mitteln bringt eine Normalisierung mit sich, die den Ansprüchen an eine ADS-Therapie voll entspricht. So wurde das wichtigste Ziel überhaupt erreicht: Die jungen Patienten konnten nach erfolgreicher Behandlung wieder ganz normal am Schulalltag teilnehmen und mussten weder auf Sonderschulen geschickt werden, noch zusätzliche Therapien über sich ergehen lassen oder schwere Medikamente nehmen.

Statt mit Ritalin können die Jugendlichen also auch mit homöopathischen Mitteln behandelt werden. Das ist eine gute Neuigkeit für Familien, die psychoaktive und -verändernde Medikamente im Kinderzimmer vermeiden wollen. Allerdings brauchen die Betroffenen teilweise Geduld. Bei einigen Probanden dauerte es bis zu einem halben Jahr, bis sich der verbesserte Gesundheitszustand verfestigt hatte. Dann aber blieb er sehr stabil – über Jahre hinweg. In der Studie wurde übrigens auch der Kostenaufwand dieser Behandlungsmethode erfasst.

Es konnte gezeigt werden, dass die langfristig erfolgreiche Homöopathie deutlich geringere Kosten verursacht als die Behandlung mit Ritalin.

Die Untersuchung bedeutet einen Durchbruch. Sie ist zwar nicht die erste, in der geprüft wurde, ob ADS mit Homöopathie behandelt werden kann. Sie ist aber die erste, in der dies nach solch rigorosen wissenschaftlichen Standards geprüft wurde. Die Ergebnisse sind sehr ermutigend. Sie lauten: Beim Heilerfolg stehen sich Schulmedizin und Homöopathie auf Augenhöhe gegenüber. Nebenwirkungen wurden bei den Teilnehmern nicht registriert. Und mit Placeboeffekten kann der Heilungserfolg nicht erklärt werden.

Homöopathie bei Krebspatienten

Eine mindestens ebenso interessante Studie wurde vor einigen Jahren von Professor Michael Frass in Wien begonnen. Ihr Ergebnis sollte die Wissenschaftler überraschen, die sie durchführten. Dabei versprach sie zunächst nicht, bahnbrechende Erkenntnisse zutage zu fördern. In der Onkologie-Ambulanz der medizinischen Universität Wien sollte untersucht werden, ob eine zusätzliche Behandlung mit Homöopathie das Wohlbefinden von Krebspatienten verbessern kann. Die schulmedizinische Therapie ist für die Patienten extrem strapaziös. Aus diesem Grund wurden Patienten dort schon länger zusätzlich mit Homöopathie behandelt – wenn sie dies wünschten. Die Ärzte der Onkologie gewannen im Laufe der Zeit den Eindruck, dass die Patienten, die sich für eine homöopathische Zusatzbehandlung entschieden, besser mit der beschwerlichen Krebstherapie zurechtkamen. Also wollten sie diesen subjektiven Eindruck durch eine Studie überprüfen.

Das Studiendesign war denkbar einfach. Vierhundert Patienten wurden mit herkömmlichen Methoden behandelt. Sie erhielten also alle eine Chemotherapie, die den aktuellen schulmedizinischen Behandlungsvorgaben entsprach. Zweihundert von ihnen wurden zusätzlich homöopathisch behandelt. Alle Patienten nahmen selbstverständlich freiwillig an der Studie teil. Untersucht wurden zwei Faktoren: der generelle Gesundheitszustand sowie die Selbsteinschätzung der Patienten zu ihrer Lebensqualität. Dafür füllten alle Teilnehmer mindestens dreimal einen umfangreichen Fragebogen aus. Es war die erste Untersuchung, die nach klinischen Standards den Effekt einer zusätzlichen (auch *add-on* genannten) homöopathischen Behandlung auf Krebspatienten gemessen hat. Die Auswertung der Daten fiel sehr positiv für die Homöopathie aus. Die Lebensqualität und die subjektive Befindlichkeit der mit beiden Therapien behandelten Gruppe hatte sich signifikant verbessert.

Es ging den Krebspatienten also deutlich besser mit einer zusätzlichen homöopathischen Behandlung. Dieses positive Ergebnis ist allerdings nicht überraschend. Es hatte schon eine Reihe von Studien an Unikliniken gegeben, wo ähnliche Ergebnisse erzielt worden waren – bei unterschiedlichen Erkrankungen und Therapien.

Als die Datenauswertung der Wiener Wissenschaftler eigentlich schon abgeschlossen war, schaute sich eine interessierte Mitarbeiterin den Verlauf eines Parameters an, der bei der Studie offiziell gar nicht erfasst worden war. Sie untersuchte die durchschnittliche Lebenserwartung der Teilnehmer. Denn sie hatte den Eindruck, die Lebenserwartung sei in der homöopathisch behandelten Gruppe deutlich höher gewesen. Und was sie dabei fand, war in der Tat eine kleine Sensation. Die durchschnittliche Lebenserwartung lag in dieser Gruppe tatsächlich weit über den gewöhnlichen Werten. Die *Add-on*-Behandlung hatte offenbar nicht nur das Wohlbefinden und den generellen Gesundheitszustand der Patienten verbessert, sondern auch die Lebensdauer signifikant verlängert.

Als Ergebnis der Studie ließ sich diese Beobachtung natürlich nicht einfach veröffentlichen, denn die Daten waren ja außerhalb des vorgegebenen Studienrahmens retrospektiv erhoben worden; im Nachhinein weitere Daten hinzuzufügen ist bei einer seriös durchgeführten Studie nicht zulässig. Vor allem wenn ein so elementarer Wert wie die Lebenserwartung betroffen ist. Denn in so einem Fall werden die Ethikkommissionen, die eine klinische Studie genehmigen müssen, begründeterweise besonders hellhörig. Hierzu Studien durchzuführen ist nur unter ganz besonderen Umständen zulässig, wenn nämlich die begründete Hoffnung besteht, einer wirksamen neuen Therapie auf der Spur zu sein.

Es blieb den Wissenschaftlern also nur eine Möglichkeit, um die erstaunlichen Daten zu veröffentlichen: Um zu belegen, dass eine homöopathische Therapie die Lebenserwartung von Krebspatienten positiv beeinflussen kann, musste eine neue Studie durchgeführt werden. Eine randomisierte Doppelblindstudie, bei der neben subjektivem Befinden und dem generellen Gesundheitszustand auch die Lebensdauer erfasst wird. Mittlerweile ist auch diese Studie vorbereitet und von einer Ethikkommission zugelassen worden. Die Wissenschaftler haben entschieden, dass nur Teilnehmer mit einer sehr fortgeschrittenen Krebserkrankung zugelassen werden.

Diese neue Langzeitstudie wird voraussichtlich bis 2019 laufen. Auf das endgültige Ergebnis müssen wir also noch eine Zeitlang warten. Wenn dieses den Ergebnissen aus der früheren Studie entspricht, dann sind wir einen wichtigen Schritt vorangekommen, was *Add-on*-Therapien, also homöopathische Zusatztherapien betrifft. Denn die neue Studie der Wiener könnte helfen, neben dem *einen* klassischen Standardargument der Homöopathie-Gegner, Heilungserfolge der Homöopathie seien auf reine Placebowirkung zurückzuführen, ein *weiteres* Standardargument gegen die Homöopathie zu entkräften. Die Rede ist vom Anamnesegespräch:

Eine Behandlung mit Homöopathie hat einen positiven Effekt

auf Patienten. Diese Einsicht ist auch das Ergebnis der kritischen Metastudien. Selbst wenn man als Skeptiker alle mathematischen Möglichkeiten ausschöpft, diesen Effekt kleinzurechnen, bleibt doch ein Heilungserfolg messbar. Ein Schulmediziner sucht nach seinem Selbstverständnis stets eine logische Erklärung für dieses Phänomen. Und daher hat sich in der Vergangenheit neben dem reflexartigen Verweis auf die Placebowirkung noch ein anderes klassiches Standardargument etabliert: Die Besserung sei auf die positive Wirkung des Anamnesegesprächs zurückzuführen. Die wohlige Plauderei, das Gefühl, von einem Arzt ernst genommen und umsorgt zu werden, all dies führe zu einer Besserung des Gesundheitszustands.

Nun würde kein Homöopath auf eine sorgfältige Anamnese verzichten. Und mit Sicherheit kann die Zuwendung bei so einem Gespräch den akuten Leidensdruck eines Patienten lindern. Doch wir müssen zugeben: Wunder werden dabei nicht vollbracht. Wenn einzig ein einstündiges Gespräch hohen Blutdruck langfristig senken und sogar fortgeschrittene Tumorerkrankungen über Monate oder gar Jahre hinweg beeinflussen könnte – die Patienten einer dreihundertstündigen Psychoanalyse müssten lebenslang völlig frei von jedem Gebrechen sein. Das ist bekanntermaßen nicht der Fall. Es bleibt die Frage: Wie kann es sein, dass diese seltsamen Kügelchen ohne Wirkmoleküle eine heilende Wirkung entfalten?

Patientenzufriedenheit: Homöopathie und Schulmedizin im Vergleich

In den letzten Jahren hat es also seriöse Studien gegeben, die klar belegen, dass eine homöopathische Behandlung Patienten hilft. Die einzelnen Studien beweisen natürlich nicht, dass die Homöopathie als Ganzes wirksam ist; sie zeigen jeweils nur, dass eine bestimmte Erkrankung wirksam behandelt werden kann. Bündelt man diese Ergebnisse, wird deutlich, dass die Methode ein breit gefächertes Wirkungspotenzial hat.

Darauf weisen auch die Ergebnisse sogenannter Kohortenstudien hin, die den vielleicht wichtigsten Wert medizinischer Arbeit überhaupt gemessen haben: die Patientenzufriedenheit.

Die streitenden Fachleute verlieren bisweilen aus den Augen, wer die ausschlaggebende Instanz bei ihrer Diskussion über Methodenwirksamkeit ist: Das ist immer noch der Patient selbst mit seinem subjektiven Krankheitsempfinden. Ein Migränepräparat kann die fabelhaftesten Laborergebnisse produzieren. Wenn der Schmerzpatient sich nicht besser fühlt, hat es seinen Zweck verfehlt. Bei einer → Kohortenstudie wird der Direktvergleich gezogen. Ausgewählte schulmedizinische und homöopathische Praxen behandeln ihre Patienten ganz so, wie sie es immer tun; im Rahmen der Studie wird dabei überwacht, wie zufrieden die Behandelten sind. In den letzten Jahren hat es eine Reihe solcher Kohortenstudien gegeben, und das wenig überraschende Ergebnis lautet: Die mit Homöopathie behandelten Patienten sind mindestens genauso zufrieden wie die schulmedizinisch behandelten, oft sogar zufriedener.

Im konkreten Fall einer internationalen Studie (Europa und USA, siehe Literaturverzeichnis) sah das Ergebnis so aus: Rund fünfhundert Patienten, die an Beschwerden der Atemwege litten, ließen sich von ihrem Arzt behandeln. Nach zwei Wochen wurden sie von einer unabhängigen Instanz zum Zustand der Krankheit interviewt. Als erfolgreich galt die Therapie, wenn die Patienten angaben, beschwerdefrei zu sein oder eine deutliche Verbesserung ihres Zustands zu empfinden. Dies war bei 68 Prozent der allopathisch (also schulmedizinisch) und 83 Prozent der homöopathisch behandelten Menschen der Fall. Mehr als 70 Prozent der schulmedizinisch behandelten Patienten hatten zudem Antibiotika verschrieben bekommen, entsprechend weit lagen die Angaben zu unerwünschten Nebenwirkungen auseinander. In der homöopathischen Gruppe berichteten knapp 9 Prozent der Teilnehmer von Nebenwirkungen, in der schulmedizinischen waren es 22 Prozent.

Ähnliche Ergebnisse gab es bei einer Kohortenstudie zu muskuloskeletalen Erkrankungen. Unter diesen Sammelbegriff fallen unterschiedliche Beschwerden wie Rückenschmerzen oder Bandscheibenvorfälle. Sie sind schulmedizinisch oft nur mit großem Aufwand behandelbar. Auch hier lautete das Ergebnis für die Homöopathie: Gute Heilungsquote und weniger Nebenwirkungen.

Vor diesem Hintergrund ist es erstaunlich, dass viele Krankenkassen noch immer zögerlich sind, die Erstattung homöopathischer Therapien in ihren Leistungskatalog aufzunehmen. Zunächst ist eine homöopathische Behandlung natürlich teuer; wenn ein Arzt sich für die Fallaufnahme drei Stunden Zeit nimmt, kostet das mehr als eine Anamnese von der Dauer eines Werbeblocks im Privatfernsehen. Doch schon nach kurzer Zeit nivellieren sich diese Mehrkosten durch die viel günstigeren Medikamentenpreise.

Eine aktuelle Meta-Analyse hat die Ergebnisse mehrerer Kohortenstudien gebündelt, um die Kosten homöopathischer Behandlungen mit denen der Schulmedizin zu vergleichen. Mit dem Ergebnis, dass die homöopathische Therapie genauso teuer bzw. meistens günstiger ausfiel. Auch die Kohortenstudien weisen also darauf hin, dass die Homöopathie einen wichtigen Beitrag zum deutschen Gesundheitssystem leisten kann.

Lange Zeit hatten es die Homöopathen schwer, wenn sie mit ihren streng schulmedizinischen Kollegen diskutieren wollten; ihnen fehlte dazu eine solide wissenschaftliche Basis. In jüngster Zeit aber haben Forscher in Deutschland, Österreich, der Schweiz, in den USA, in Israel, in Frankreich und vielen anderen Ländern begonnen, dies durch strenge Forschung zu ändern. Diese Forschung hat interessante Ergebnisse erbracht, und wir können davon ausgehen, dass die Diskussion um homöopathische Therapien in den nächsten zehn Jahren zunehmen wird und noch mehr Gewicht bekommt.

Nicht alle wissenschaftlichen Studien der letzten Jahre wollen und können wir ausbreiten. Doch wir haben im Literaturverzeichnis die Quellenangaben aller hier zitierten Studien aufgeführt, größtenteils können sie leicht über das Internet eingesehen werden. Dort finden Sie auch mehrere aktuelle Metastudien, die alle einen hoch signifikanten Effekt von Homöopathika im Vergleich zur Placebo- oder zur schulmedizinischen Behandlung zeigen.

FAZIT

- Studien über die Wirksamkeit von Heilmethoden taugen nur, wenn sie nach strengsten wissenschaftlichen Kriterien vorgenommen werden.
- Gute Studien sind sehr teuer, hier gibt es akut Finanzierungsbedarf.
- Die 2005 vom Team um Heiner Frei an der Universität Bern durchgeführte Studie zur Behandlung von ADS/ADHS mit homöopathischen Mitteln sowie die 2007 an der Universität Wien um das Team von Michael Frass durchgeführte Studie zu einer homöopathischen Zusatzbehandlung krebskranker Patienten erfolgten nach strengsten wissenschaftlichen Maßstäben, und sie zeigen positive Ergebnisse pro Homöopathie. Diese können nicht mit Placeboeffekten erklärt werden.
- Die Zufriedenheit der Patienten nach homöopathischen Behandlungen ist nachweisbar gut, oft sogar höher als bei schulmedizinischen Behandlungen.
- Die Nebenwirkungen sind in der Regel geringer als bei schulmedizinischen Behandlungen.
- Die Kosten für homöopathische Behandlungen sind langfristig geringer als bei schulmedizinischen Behandlungen.

EIN FALLBEISPIEL AUS DER PRAXIS: NOAH OHNE ARCHE?

Als Noah geboren wurde, saß sein Vater in einem Hochsicherheitsgefängnis in Berlin. Seine Mutter war drogenabhängig und suchte einen Weg, ihre Sucht und die Bedürfnisse des neugeborenen Kindes in einen Rhythmus zu bringen. Als Noah nach wenigen Monaten sein Fläschchen selbst halten konnte, kaufte sie einen größeren Posten Babyflaschen. Ab diesem Tag füllte sie die Flaschen mit Milch und stellte sie alle aufrecht nebeneinander in die Wiege, wenn sie sich selbst die Spritze für eine Auszeit setzte. Als Noah knapp zwei Jahre alt war, blieb es wohl lange still neben ihm. Nach und nach trank er die kleine Flaschenbatterie leer. Neben seinem Bett regte sich nichts mehr. Niemand weiß genau, wie lange das Kind im Bett neben seiner toten Mutter lag, bevor es gefunden wurde.

Für Noah begann nun eine Odyssee. Von einem Heim zu seiner Großmutter, zurück ins Heim, bis er schließlich Pflegeeltern fand. An einem Sommertag vor seinem vierten Geburtstag lernten wir uns kennen.

Er kam mir an der Hand seines damaligen Pflegevaters entgegen. »Bär!«, sagte er und hielt mir ein quietschgrünes Stoff-Urmel hin. Noah konnte nur ganz wenige Wörter sprechen. Ich wusste, das würde es sehr schwierig machen, eine normale homöopathische Anamnese durchzuführen. Aber Noah hatte großes Glück, sein Pflegevater war ein erfahrener Psychotherapeut, der mir seine sehr genauen und einfühlsamen Beobachtungen schilderte: Noah hatte trotz Logotherapie kaum sprechen gelernt, aber er schien doch sehr aufmerksam und auch intelligent zu sein. Nicht nur das Greifen nach den Milchflaschen wenige Monate nach seiner Geburt deutete darauf hin, sondern auch, dass er mit nur zwei Jahren schon einen Stuhl zu Kühl- und Küchenschränken herüberziehen konnte, darauf kletterte und den Tisch für alle Anwesenden deckte, wenn ihm dies erforderlich schien.

Der Alltag mit dem Jungen war für die Pflegeeltern dennoch zu einer Belastung geworden, der sie sich dauerhaft nicht mehr gewachsen fühlten. Tagsüber wechselten ohne erkennbaren Auslöser Phasen, in denen er spielte, mit solchen, in denen er außer sich geriet, stampfte, brüllte und um sich schlug. Seine Schläge waren heftig und schmerzhaft, er zielte von oben nach unten. Noah schlief kaum. Er lag wach und schrie oder war unruhig und gab Laute von sich. Länger als eine Stunde kam er auch nachts nicht zur Ruhe. So hatte er alle seine Betreuer an die Grenzen ihrer Kräfte gebracht. Dann wieder konnte er bezaubernd und selbstvergessen singen und tanzen, offensichtlich um die Erwachsenen zu erfreuen und zu unterhalten. Dann leuchteten seine auffallend großen und ausdrucksvollen Augen auf.

DIAGNOSE:

• Allgemeine Entwicklungsstörung
• Sprachentwicklung extrem verzögert
• ADHS mit Aggressionsausbrüchen
• Schwere Schlafstörung

Ich gab ein erstes Mittel. Wohl wissend, dass ich wegen der Sprachlosigkeit des Kindes eigentlich nur raten konnte. Es geschah …
Gar nichts. Alles blieb genau, wie es vorher war, wochenlang. Mir war bewusst, dass auch die neuen Pflegeeltern am Ende ihrer Kraft und Toleranz angelangt waren. Ihre gesamte Freizeit brachten sie für Noah auf. Sie begleiteten ihn zur Ergotherapie, zur Verhaltenstherapie und zur Sprachtherapie, ohne dass sich sein Zustand und die Situation der Familie erkennbar

veränderten. Sie schliefen kaum noch. Die Suche nach einem genau bestimmten homöopathischen Heilmittel war ein allerletzter Hoffnungsschimmer gewesen. Und wieder war nichts passiert. Aber wie sollte ich ein Mittel finden, wenn ich mit dem Kind nicht über seine inneren Erfahrungen sprechen konnte? Dies war eine der Geschichten, die uns Ärzte trotz aller Berufserfahrung nicht loslassen, über die wir immer wieder nachdenken, selbst mitten in der Nacht. In einer dieser Stunden zwischen Schlafen und Wachen purzelten plötzlich zwei alte Fälle in mein Bewusstsein. Waren da nicht genau dieselben Themen, die diese beiden Patientinnen so bewegt hatten:

- Entweder ununterbrochen zu schlafen, wie in einen Winterschlaf zu fallen oder das gegenteilige Symptom – so gut wie gar nicht zu schlafen.
- Schlagen, bedrohlich von oben nach unten zu schlagen. Die Bewegung der einen Patientin war exakt so gewesen, wie der Pflegevater es mir als Noahs Eigenart vorgeführt hatte.
- Für andere aus der Familie zu sorgen. Dieses Verhalten wäre bei einem Familienvater zum Beispiel ganz normal und gesund; bei einem zweijährigen, scheinbar retardierten Kind allerdings war es höchst ungewöhnlich.
- Und tanzen müssen, tanzen, damit die anderen lachen und sich unterhalten.

Beide Patientinnen, die dieselben Schlüsselsymptome hatten wie Noah, waren hochbegabt gewesen. Und sie hatten das gleiche, bis dahin wenig bekannte Mittel erhalten, das in den richtigen Potenzen damals überhaupt erst für die beiden hergestellt worden war. Am nächsten Tag rief ich die Familie an und bat sie noch einmal, mit Noah in meine Praxis zu kommen, wo ich auch ihm das neue Mittel gab. Eine Woche später sahen wir uns wieder.

Die Pflegeltern erzählten mir, dass Noah schon in der ersten

Nacht nach der Einnahme dieses Arzneimittels angefangen hatte, normal zu schlafen. Wenige Monate nach seinem vierten Geburtstag hatte er alle Sprachdefizite aufgeholt und unterhielt sich ganz normal mit seinen Altersgenossen oder mit Erwachsenen. Seine Wutanfälle und die Tendenz, zu schlagen oder einfach aus dem Geschehen auszusteigen, reduzierten sich um etwa 80 Prozent. Ungefähr alle zwei bis drei Monate traten für kurze Zeit die alten Symptome der Schlaflosigkeit und der Aggression wieder auf, dann wurde eine neue Mittelgabe nötig. Mit der Zeit wurde die Ausprägung aller Symptome milder. Jede neue Mittelgabe stabilisierte seine Entwicklung. Für Noah begann so etwas wie eine normale Kindheit. In dieser Zeit zeigte sich, dass er ein ausgesprochen fröhliches und heiteres Kind sein konnte. Diese unbeschwerte Phase dauerte ein Jahr.

Dann änderte sich die Situation der Pflegeeltern, und sie konnten den Jungen nicht mehr bei sich behalten. Noah kam noch einmal zu einer neuen Familie, damit war auch seine Behandlung in meiner Praxis beendet. Weder das Jugendamt noch die neue Pflegefamilie ließ sich für eine Behandlung mit Homöopathie gewinnen. Hokuspokus mit Zuckerkügelchen? So hat Noah seither das Mittel nicht mehr erhalten. Seine ersten Pflegeeltern, die ihm weiter liebevoll zugetan sind, haben einen lockeren Kontakt zu Noah aufrechterhalten. Nach einigen Jahren habe ich wieder von ihnen gehört: Noah ist inzwischen ein sehr intelligenter Schüler geworden. Vor allem mathematisches Talent und naturwissenschaftliches Interesse zeichnen ihn aus. Doch die Vergangenheit hat Spuren hinterlassen; seit diesem letzten Familienwechsel meidet er einen Ausdruck seiner Gefühle. Es ist schwieriger geworden, wirklich mit ihm in Kontakt zu kommen.

Trotzdem hat sich offenbar vieles in Noah stabilisiert. In den Monaten, die ich seine Entwicklung ärztlich begleiten und erleben durfte, heilten sein ADHS, die Schlafstörungen, die Entwicklungsverzögerung und die Wutausbrüche. Er wurde bindungsfähiger und begann seine Talente zu entwickeln. Dann geriet seine ganze Familiensituation noch einmal aus den Fugen. Zum Glück hat er auch ein zweites Mal engagierte Pflegeeltern gefunden. Trotzdem ist so ein Wechsel, nach allem was wir heute wissen, ein traumatisierendes Erlebnis für ein Kind. Ich hätte Noah gerne auch weiterhin behandelt. Denn ich habe die Erfahrung gemacht, dass eine langfristige Behandlung mit einem ganz exakt wirksamen Heilmittel Kindern auch in sehr schwierigen Lebenssituationen helfen kann, emotional stabil zu werden und einen Zugang zu ihren Emotionen aufrechtzuerhalten. Ich denke noch heute an diesen Jungen, seine Lebensgeschichte bewegt mich. Manchmal frage ich mich, was für Noah möglich gewesen wäre, wenn die Behandlung weitergegangen wäre.

Und die Frage im größeren Kontext folgt für mich: Was wird für Kinder in ähnlich schwierigen Lebenslagen möglich, wenn das Potenzial einer exakten homöopathischen Therapie in unserer Gesellschaft erkannt und genutzt wird?

DEN POTENZEN AUF DER SPUR –
WIE KANN WIRKEN,
WAS NICHT WIRKEN DARF?

Im Sommer 2012 sendete der WDR ein Interview mit dem prominenten Homöopathiekritiker Professor Edzard Ernst. In diesem Gespräch erklärte Ernst, warum er die Homöopathie für überholt und unwirksam halte. In den hochverdünnten Mitteln sei kein einziges Molekül vom potenzierten Wirkstoff mehr nachweisbar. Wenn jemand erklären könne, wie und warum die Mittel dennoch wirkten, müsse ihm dafür der Nobelpreis verliehen werden.

Das sind starke Worte, aber Professor Ernst hat unserer Meinung nach völlig recht. Die meisten Nobelpreisträger sind Wissenschaftler, die sich getraut haben, über den wissenschaftlichen Konsens ihrer Zeit hinaus zu denken. Sie hielten für möglich, was andere vollkommen ausschlossen und deswegen gar nicht erst versuchten. Solche radikalen Ansätze sind dabei selten gleich auf die Liebe der etablierten Fachwelt gestoßen. Preisträger wie Daniel Schechtman (Chemie) oder Robin Warren (Medizin) haben sehr eigene Erfahrungen in puncto Sachlichkeit im Wissenschaftsbetrieb gemacht. Schechtman entdeckte in bestimmten Aluminiumlegierungen die sogenannten Quasikristalle, deren Struktur nach früherer Lehrmeinung nicht denkbar war; der wohlmeinende Tipp seiner Kollegen lautete zunächst, er solle doch noch einmal in die Bücher schauen.

Warren behauptete, Magengeschwüre und Magenkrebs könnten durch ein Bakterium ausgelöst werden. Doch alle Zeitgenossen gingen mit Gewissheit davon aus, im Magen kämen keine Bakterien vor. Schließlich nahm Warren große Mengen dieses Bakteriums ein und lieferte den Beweis für seine These am eigenen Körper. Wie viele Kollegen vor ihnen kämpften beide Wissenschaftler jahrzehntelang, bis ihre Arbeiten als revolutionär für ihr Wissensgebiet anerkannt wurden.

In der Geschichte der Wissenschaft mussten Menschen immer wieder einsehen, dass die Welt anders funktioniert, als man sie bis dato verstanden hatte. Wissenschaftliche Modelle mussten immer wieder an neue Erkenntnisse angepasst werden. Dieser Prozess ist beschwerlich, aber so haben wir unser Wissen konsequent erweitert und vertieft. Auch für die Naturwissenschaften gilt – aller vermeintlichen Sachlichkeit zum Trotz – oft genug: Die belächelten Outsider von gestern sind die gefeierten Pioniere von morgen.

Wenn wir uns nun die Grundlagenforschung zur Homöopathie anschauen, sehen wir heute einige Outsider, die sich anschicken, mit sehr präzise durchgeführten und exakt dokumentierten Laborexperimenten scheinbar unumstößliche Tatsachen ins Wanken zu bringen. Diese Arbeiten stellen wir genauer vor, doch zunächst werfen wir einen Blick auf die Wirkweise der Schulmedizin. Denn in einem Punkt muss man Kritikern wie Edzard Ernst vollkommen zustimmen: In hochpotenzierten homöopathischen Heilmitteln ist kein Molekül des Wirkstoffs mehr nachweisbar.

Nicht ein einziges Molekül?

Dieser Punkt ist unter Homöopathen allerdings noch immer umstritten. Vor einigen Jahren gab es eine indische Forschungsgruppe, die anscheinend auch in hochverdünnten Mitteln noch Nanopartikel der Ausgangssubstanz nachweisen konnte. Dies wurde zumindest als Ergebnis einer Studie veröffentlicht. Allerdings haben europäische Wissenschaftler die Systematik der zugrundeliegenden Versuche als zu unsauber kritisiert – mutmaßlich zu Recht. Es scheint auch sehr fraglich, ob dieser Erklärungsansatz zur Wirkung homöopathischer Mittel sinnvoll ist. Selbst wenn sich, wie in dem besagten Experiment, in der niedrigsten gängigen Verdünnung eines homöopathischen Mittels noch minimale Rückstände finden ließen, wären spätestens bei der nächsthöheren Verdünnungsstufe keine molekularen Rückstände mehr nachweisbar. Das ist schließlich das Prinzip der Verdünnung. Um die Homöopathie zu verstehen, wird man wohl noch unkonventioneller denken müssen.

Was ist eigentlich ein Wirkstoff – ganz klassisch, nach schulmedizinischer Definition?

Die meisten Menschen gehen davon aus, dass der Wirkstoff sie heilt. Dass ein Medikament eine chemische Substanz enthält, die in die Körperzellen wandert und dort die Krankheit bekämpft. Doch das ist meist nicht der Fall. Schauen wir uns ein einfaches Medikament und seine Wirkung an: Die wirksamsten Blutdrucksenker sind die sogenannten Betablocker. Der darin enthaltene Wirkstoff *Propanolol* wird mit dem Kreislauf im Körper verteilt und setzt sich außen an den Muskelzellen der Blutgefäße fest. Man spricht vom Andocken an Rezeptormoleküle. Ohne die Zellwand überhaupt zu durchdringen, verändert der Wirkstoff die Information, die das Rezeptormolekül an das Zellinnere übermittelt. Aufgrund dieser Information erfolgt eine Erschlaffung der Muskelzelle. Dies wiederum führt zur Entspannung von Arterien, was ein Absinken des Blutdrucks im gesamten Organismus auslöst. Das Medikament enthält also nicht einen Wirkstoff, der die Gefäßwände aktiv auseinanderdehnt, sondern pharmakologisch aktive Moleküle. Sie sind Träger einer *Information,* die der Körper über seine Rezeptoren liest und verarbeitet, um darauf selbst den gewünschten therapeutischen Effekt herbeizuführen.

Das ist keine Esoterik, sondern trockene Biochemie, ein Eckpfeiler der Schulmedizin.

Falls also homöopathische Mittel biologisch wirksam sind, übermitteln auch sie Informationen an den Körper. Allerdings ohne die Moleküle des ursprünglichen Wirkstoffs zu übertragen. Die Kritiker der Homöopathie behaupten, das sei nicht möglich. Und nicht von ungefähr sind die meisten von ihnen Mediziner, die nach dem Studium eher über ein schmales Basiswissen in Physik und Chemie verfügen. Physiker sind hier in der Regel aufgeschlossener. Der modernen Physik verdanken wir die Erkenntnis, dass der Kosmos aus Energie und Materie besteht und dass Energie sich in Materie verwandeln kann und umgekehrt. Die Umwandlung erfolgt nach dem Gesetz der wohl berühmtesten physikalischen Formel $E = mc^2$ von Albert Einstein. Neue Erkenntnisse von Thomas Görnitz und Anton Zeilinger weisen darauf hin, dass allem, was sich im Universum als Energie oder Materie manifestiert, wahrscheinlich eine dritte Grundgröße zugrunde liegt: *Information.*

Nehmen wir an, wir geben einem Hund den Befehl: »Hundeplatz«. Und nehmen wir nun in einem Überschwang von Optimismus an, der Hund zuckelt zu seinem Platz und rollt sich seufzend darauf zusammen. Natürlich haben Schallwellen das Wort »Hundeplatz« vom menschlichen Mund zum Hundeohr transportiert. Aber es war eben nicht die Wirkung der Schallwellen, dass der Hund jetzt auf seinem Platz liegt. Schließlich haben die Schallwellen ihn nicht hochgehoben und durchs Zimmer getragen. Sie haben lediglich die Information an ihn weitergegeben, aber es ist die codierte, molekülfreie Information, die den lebenden Organismus Hund dazu bewegt hat, uns zu folgen. Man kann einem Hund ebenso gut beibringen, einem Fingerzeig zu folgen; entscheidend ist nicht, welchen Träger wir wählen, sondern welche Information wir damit transportieren.

Ein anderes Beispiel. Wenn Sie jetzt Ihr Radio anstellen und im

Wetterbericht hören, dass es morgen regnet, hat diese Information eine lange Reise hinter sich. Sie war beim Radiosender auf
Materie gespeichert, zum Beispiel auf einem Blatt Papier. Von
dort hat sie der Sprecher abgelesen. Als Schallwellen schickte
er sie in ein Mikrofon, dann werden sie zu molekülfreien Radiowellen umgewandelt und bis zu ihrem Haus gesendet. Und
dort wird aus dem Unsichtbaren, nicht Hörbaren wieder Sprache in Form von Schall, der Ihr zentrales Nervensystem erreicht und Sie veranlasst, morgen einen Schirm mitzunehmen –
oder einen Sender mit besserem Wetterbericht zu suchen.
Diese Beispiele zeigen drei entscheidende Merkmale von Information. Sie hat erstens einen Träger, der sie übermittelt,
dabei kann es sich um Materie (Papier) oder um Energie (Radiowellen) handeln. Sie kann zweitens diesen Träger mehrfach
wechseln, ohne dabei ihren Inhalt zu verändern. Und sie kann
drittens Reaktionen auslösen und Wirkungen erzielen. So verhält es sich, wie gesagt, auch mit der Information in der Schulmedizin. Der Körper empfängt einen Träger mit Information,
er entschlüsselt die Information und reagiert darauf. Wir können festhalten, dass diese Information bei allopathischen Medikamenten stets durch Materie, zum Beispiel Wirkstoffmolekü-
le, transportiert wird. Doch nun zu den Globuli und der Frage,
ob sie eine rein psychologische Wirkung haben oder auch eine
biologische. Für viele Schulmediziner ist die Antwort klar, die
einfache Formel lautet: kein Molekül – keine Wirkung. Fall abgeschlossen. Und die Erfolge der Patientenstudien?

Wie homöopathische Mittel wirken

Eine Schweizer Forschungsgruppe um Stephan Baumgartner
in Bern hat sich die Frage gestellt: Wie können wir ermitteln,
ob eine homöopathische Behandlung tatsächlich biologisch
wirksam ist? Wie können wir ausschließen, dass wir uns einen

eventuell eintretenden Behandlungserfolg nur einbilden? Die Wissenschaftler entschieden sich deswegen für eine Behandlung von Wasserlinsen, im Volksmund auch »Entengrütze« genannt.

Wir werden der Wasserlinse kein Unrecht tun, wenn wir behaupten, ihr Seelenleben sei etwas zu schlicht für Placeboeffekte oder – wie die Wissenschaftler es nennen – für suggestive Autoregeneration.

Um ein Heilmittel an Wasserlinsen testen zu können, müssen diese zunächst in einen genau definierten »Krankheitszustand« gebracht werden. Die Wissenschaftler vergifteten die Pflanzen mit kleinen Dosen von Arsen. Es war zu wenig Gift, um die Linsen absterben zu lassen, aber so viel, dass sie deutlich messbar in ihrem Wachstum gehemmt wurden. Dann bekamen die vergifteten Wasserlinsen verschiedene Mittel in ihrer Nährlösung verabreicht: Entweder war es pures Wasser (Kontrollgruppe) oder das homöopathische Heilmittel in verschiedenen Potenzen. Dann wurde das weitere Wachstum der Pflanzen über längere Zeit akribisch dokumentiert. Bei der Auswertung der Daten zeigte sich deutlich, dass die verschieden behandelten Gruppen von geschädigten Wasserlinsen hoch signifikante Wachstumsunterschiede aufwiesen. Die homöopathisch behandelten Pflanzen hatten sich im Durchschnitt signifikant besser regeneriert und entwickelt als die, die nur mit Wasser versorgt worden waren. Die Pflanzen waren also erfolgreich gegen die Vergiftung behandelt worden – mit homöopathischen Arzneimitteln. Außerdem zeigte sich, dass verschiedene Potenzen des Mittels eine unterschiedlich starke Wirkung entfaltet hatten.

Ähnliche Experimente wurden mittlerweile auch von Forschungsgruppen anderer Universitäten durchgeführt, und zwar nicht nur mit Wasserlinsen, sondern auch mit Weizenkeimen. Dabei wurden in der Regel ganz ähnliche Ergebnisse erzielt. Diesen Vorgang nennt man laborexterne Prüfung, ein wichtiges Qualitätsmerkmal von wissenschaftlichen Versuchen. Durch die Kontrolle anderer Forscher kann sichergestellt werden, dass die veröffentlichten Messergebnisse weder manipuliert noch fehlerhaft waren. So unscheinbar und unspektakulär die untersuchten Pflänzchen sein mögen, so bahnbrechend ist das Ergebnis dieser Versuche. Da die Pflanzen erfolgreich behandelt wurden und ein Placeboeffekt ausgeschlossen werden kann, müssen wir davon ausgehen, dass homöopathische Heilmittel eine biologische Wirkung entfalten können, genau wie die Medikamente der Schulmedizin. Und das gilt nicht nur für einfache, pflanzliche Organismen.

In Zusammenarbeit mit der Universität Graz nahm sich 1991 ein Team von Forschern um Professor Peter Christian Endler vor, die Wirksamkeit homöopathischer Verdünnungen an etwas komplexeren Lebewesen zu überprüfen. Als Versuchsobjekte wählten sie Kaulquappen. Die Entwicklung von Kaulquappen hin zu Fröschen wird unter anderem durch das Hormon Thyroxin gesteuert. Je mehr von diesem Thyroxin vorhanden ist, desto langsamer läuft die Umwandlung, die sogenannte Metamorphose ab. Könnte Thyroxin diese Wirkung aber auch entfalten, wenn man es nicht direkt, sondern hochverdünnt, als homöopathisches Mittel einsetzt? Um dies zu überprüfen, wurden Kaulquappen von Hochlandfröschen in zwei Gruppen eingeteilt. Verblindet (also für die durchführenden Forscher während des Experiments nicht einsehbar) bekam eine Gruppe der Kaulquappen homöopathisches Thyroxin, die andere Gruppe reines Wasser verabreicht. Die Unterschiede zwischen den beiden Gruppen waren statistisch hoch signifikant: Bei den mit homöopathischem Thyroxin behandelten Kaulquappen war ein deutlich langsameres Wachstum zu beobachten als bei der Kontrollgruppe, obwohl sie wahrscheinlich nicht ein einziges Molekül des Hormons verabreicht bekommen hatten. Die Ergebnisse dieses Experiments konnten ebenfalls bei laborexternen Prüfungen in ganz Europa bestätigt werden.

Für alle, die nicht an übernatürliche Mirakel glauben möchten, wirft das eine ziemlich dringliche Frage auf. Was wirkt in diesen homöopathischen Potenzen, wenn es keine Moleküle sind?

Die Feldwirkung homöopathischer Heilmittel

Dem Verständnis dieses Rätsels bringt uns ein weiteres Laborexperiment näher; es beschäftigt sich mit der sogenannten Feldwirkung der Homöopathie. Schon lange bevor an moderne Laborexperimente überhaupt zu denken war, gingen die Homöopathen davon aus, dass die Mittel eine solche Feldwirkung haben. Dass sie also sogar dann wirken, wenn man sie lediglich am Körper trägt, ohne die Kügelchen einzunehmen. Man muss kein hartgesottener Skeptiker sein, um diese Vorstellung irrwitzig zu finden. Ein Mittel kann nur dann heilen, wenn der Körper es aufgenommen hat. Über die Verdauung, die Blutbahn oder die Schleimhäute, irgendwie muss es jedenfalls in den Organismus hineingelangen, sonst kann es nicht wirken. Oder? Bei einem Experiment zur Prüfung der Feldwirkung, das 2004 unter der Leitung von Stephan Baumgartner an der Universität Bern durchgeführt wurde, arbeiteten die Wissenschaftler wieder mit Weizenkeimen, die zuvor leicht mit Arsen vergiftet worden waren. Die Keime wurden einzeln in kleine Plastiktüten verpackt, jeweils zusammen mit einem saugfähigen Papier. Diese Papiere waren getränkt mit einfachem Wasser oder mit einem homöopathischen Mittel. Zehn gleiche Tüten wurden als Block hintereinander aufgehängt, diese Blöcke ordnete man dann randomisiert (also zufällig) in einer Reihe an. Zehnmal Wasser, zehnmal Homöopathie, zehnmal Wasser, wieder zehnmal Wasser und so weiter. Rund 8000 Tüten mit Keimlingen. Auch hier wurde wieder die Wachstumsentwicklung dokumentiert. Das Ergebnis war erstaunlich. Die homöopathisch behandelten Keime waren konstant gewachsen, ganz egal an welcher Position sie hingen; so wie im ersten beschriebenen Experiment auch schon. Die anderen, nicht homöopathisch behandelten Keimlinge aber waren zum Teil in ihrem Wachstum beeinflusst worden, abhängig davon, wo sie gehangen hatten. Je näher sie einem der homöopathischen Blöcke gewesen waren, desto mehr hatte sich ihr Wachstum dem der behandelten Keime angeglichen. Offenbar hatte das homöopathische Mittel also nicht nur auf Keime gewirkt, die es mit ihrem Wurzeltrieb aufgesogen hatten, sondern auch auf jene, die nahe an den homöopathisch behandelten Blöcken hingen.

Sind diese Ergebnisse verblüffend? Eigentlich nicht. Alle vorgestellten Laborversuche zur Homöopathie zeigen, dass die Mittel wirken; ganz ohne nachweisbare Moleküle. Wenn auch diese Heilung – genau wie in der Schulmedizin – auf Informationsübertragung und Informationsverarbeitung beruht, dann muss man beim gegenwärtigen Stand der Wissenschaft davon ausgehen, dass ihr Träger nicht Materie ist, sondern die zweite Komponente der Einsteinschen Gleichung: Energie, und zwar in Form von elektromagnetischen Kraftfeldern. Und genau darauf deutet auch das gerade beschriebene Experiment zur Feldwirkung hin. Ein Molekül als Informationsträger könnte sich nicht unbemerkt von einer Plastiktüte in die nächste bewegen. Ein Kraftfeld kann das durchaus. Ja, es liegt eben in seiner Natur, sich räumlich auszubreiten, nahe dem Ursprung noch stark, nach außen hin dann immer schwächer. Das Ergebnis dieser Versuche unter Baumgartner ist nach heutigem Stand der Erkenntnis der Abdruck eines Kraftfeldes, das von dem homöopathischen Mittel ausgeht. Auf der einen Seite ist dieses Ergebnis naheliegend und insofern zufriedenstellend, als es eine plausible wissenschaftliche Erklärung für die biologische Wirkung der Globuli liefert. Auf der anderen Seite ist es höchst brisant, denn es führt uns auf direktem Weg in einen erbitterten Streit der Naturwissenschaftler.

Dem Geheimnis des Wassers auf der Spur

Haben Sie schon von Masaru Emoto gehört? Wenn sie seinen Namen in eine Internetsuchmaschine eingeben, werden Sie schnell auf Seiten stoßen, die verkünden, er habe das Geheimnis der Homöopathie entschlüsselt. Emoto ist studierter Politikwissenschaftler. Internationales Aufsehen erregte er aber seit den 1990er Jahren mit Fotografien von Wasserkristallen. Er erklärte, er habe Wassergefäße mit Musik beschallt oder mit Etiketten beklebt, auf denen bestimmte Worten standen, und so die Struktur der Wasserkristalle beeinflusst. Bei positiven Wörtern wie »Seele« und bei klassischer Musik habe das Wasser schöne, komplexe Kristalle gebildet. Bei »Dämon« und dröhnendem Heavy Metal seien die Kristalle zerstört worden. Das weckte Hoffnungen bei einigen Anhängern der Homöopathie. Manche meinten, in diesen Versuchen die Lösung aller Erklärungsprobleme finden zu können. Wenn Wasser so phantastische Eigenschaften habe, könne es ja sogar durch Gedankenkraft mit heilsamer Wirkung aufgeladen werden. Und das → Potenzieren bedürfe dann erst recht keiner weiteren Erklärung mehr. Doppelblinde oder laborexterne Prüfungen durch andere Arbeitsgruppen haben diese Versuche mit Wasserkristallen nie bestätigen können.

Emoto selbst erklärte nach heftigen Protesten aus der Wissenschaft, seine Fotografien könnten nicht als Beweis seiner ungewöhnlichen Theorien gelten. Es stellte sich heraus: Die veröffentlichten Fotografien waren von ihm jeweils gezielt aus vielen möglichen ausgesucht worden. Unpassende Ergebnisse hatten er und seine Mitarbeiter systematisch aussortiert. Für Emotos verstiegene Theorie gibt es keine Beweise. Man sollte die Fotografien also als das genießen, was sie sind, als faszinierende Kunstwerke der Natur und nicht mehr. Dennoch weisen Emotos Fotografien, als Inspiration und als Kunstwerk verstanden, in eine spannende Richtung.

Beim sogenannten → Potenzieren eines Heilmittels wird der Ausgangsstoff immer weiter in Wasser verdünnt. Schon bei einer niedrigen Standardpotenz ist fast nur noch Wasser vorhanden. Und doch handelt es sich nicht mehr um gewöhnliches Wasser, das zeigen die Vergleichsversuche mit Wasserlinsen und Weizenkeimen. Das homöopathisch aufbereitete Wasser hat das Pflanzenwachstum beeinflusst, das normale Wasser nicht. Was ist Wasser für ein Stoff, und warum sollte er so ungewöhnliche Eigenschaften annehmen können?

H_2O ist das am häufigsten vorkommende Molekül auf dieser Welt und wahrscheinlich auch das interessanteste. Neben seiner biologischen Bedeutung für alle Formen des Lebens hat Wasser für den Menschen immer auch eine hohe kultische Bedeutung gehabt, zum Beispiel bei der christlichen Taufe oder bei den rituellen Waschungen des Judentums und des Hinduismus. Dieser spirituelle Aspekt macht es für Künstler wie Emoto interessant. Aber auch Physiker und Chemiker arbeiten sich gleichermaßen am Wasser ab und versuchen seinem Geheimnis auf die Spur zu kommen. Denn es gibt noch immer kein Modell, das alle Eigenschaften des Wassers zutreffend beschreiben kann. Mittlerweile sind mehr als 40 sogenannte Anomalien bekannt. Das einfache Molekül aus einem Sauerstoff- und zwei Wasserstoffatomen verhält sich in vielerlei Hinsicht nicht so, wie es das nach den Regeln der Wissenschaft sollte – es gibt sich teilweise ausgesprochen rätselhaft. Und daher provozieren manche Versuche, sich seinen ungewöhnlichen Eigenschaften zu nähern, heftige Diskussionen in der Fachwelt.

Der Erste, der dies in aller Härte zu spüren bekam, war der 2004 verstorbene französische Medizinprofessor Jacques Benveniste. 1988 veröffentlichte das renommierte Wissenschaftsmagazin *Nature* einen Artikel von Benveniste und seinem Team. Sie hatten versucht, Information mit sehr hohen homöopathischen Verdünnungen zu transportieren, und dabei offenbar Erfolg gehabt. Der Artikel löste eine globale Springflut empörter Proteste aus, niemand wollte glauben, dass Derartiges möglich sei; schließlich ließe sich damit sogar das Grundprinzip homöopathischer Therapie glaubhaft erklären.

Für Benveniste sollte sich diese, wahrscheinlich verfrühte, Veröffentlichung als verheerend erweisen. Er geriet unter enormen Druck, seine Ergebnisse sofort und unter Aufsicht zu reproduzieren, was ihm nicht gelang. Als Konsequenz verlor er zunächst sämtliche Forschungsmittel und dann sogar seinen Lehrstuhl. Die Folgen dieser vielbeachteten Affäre waren weitreichend – weit über den Einzelfall hinaus. *Nature* und *Science,* die beiden wichtigsten Instanzen für naturwissenschaftliche Veröffentlichungen, sind seither dazu übergegangen, keine Studien zu »Wassergedächtnis« und homöopathischer Grundlagenforschung mehr zu veröffentlichen, ganz gleich, wie exakt, eindeutig und reproduzierbar diese auch sein mögen. Wissenschaftler, aber auch die wissenschaftlichen Redakteure aller großen Zeitungen weltweit richten sich nach diesen beiden Leitmedien aus. Und so ist es noch immer sehr schwierig, interessante neue Forschungen, wie die hier vorgestellten, der Öffentlichkeit überhaupt bekannt zu geben. Viel zu oft werden diese Arbeiten ignoriert, obwohl viele den wissenschaftlichen Standards mittlerweile exakt entsprechen. Sie erfüllen die Standards mitunter strenger als Studien zu schulmedizinischen Präparaten großer Pharmakonzerne.

Diese rigorose Veröffentlichungspraxis macht auch vor renommiertesten Wissenschaftlern nicht halt. Der Virologe Luc Montagnier hat 1983 das HI-Virus, den weltweit fieberhaft gesuchten Auslöser von AIDS, entdeckt und wurde dafür mit dem Nobelpreis ausgezeichnet. Vor einigen Jahren beschäftigte er sich dann mit Benveniste und dessen Forschung. Anfangs überwog auch bei ihm die Skepsis angesichts der bekannten Probleme. Doch Montagnier gelangte zu dem Schluss, dass die Schwierigkeiten aus zu komplizierter Methodik resultierten und nicht aus einer abwegigen Ausgangstheorie. Also entwickelte er eine neue, deutlich vereinfachte Versuchsanordnung.

Er ließ zwei Gefäße in einer Kupferspule anbringen. Das eine enthielt reines Wasser. Das andere ein in Wasser hochverdünntes DNA-Fragment, also ein Bruchstück aus der Erbinformation eines Lebewesens. Beide Gefäße wurden über Stunden einem schwach elektromagnetischen Feld mit sehr niedriger Frequenz ausgesetzt. Mit Hilfe eines Enzyms, welches nach einem bestimmten DNA-Muster »sucht« und dieses DNA-Muster selbstständig vervielfältigt, wurden die beiden Flüssigkeiten anschließend untersucht. Das Enzym wurde in beiden Gefäßen »fündig«. Also auch in dem, das nur Wasser und keine DNA enthielt. Auch hier war die Information der DNA nach der elektromagnetischen Behandlung in der Kupferspule nachweisbar. Unter dem Einfluss von Energie hatte sich die Information also von einem geschlossenen Gefäß in das andere ausgebreitet. Bei diesem Versuch hat Montagnier mit Verdünnungen von bis zu 10^{-18} gearbeitet. Das bedeutet, dass hier statistisch kein einziges Molekül der DNA mehr vorhanden war; dennoch konnten ihre Signale nachgewiesen werden. Man könnte hier mit einiger Berechtigung von einem Wassergedächtnis sprechen.

Die Kritik der Skeptiker ließ natürlich nicht lange auf sich warten, und in diesem Fall nimmt sie sich besonders interessant aus. Physiker aus Amerika, England, Kanada und Deutschland erklärten dem Fachblatt *New Scientist,* die Ergebnisse von Montagnier seien offensichtlich korrekt. Trotzdem müssten sie dem Franzosen widersprechen. Der Versuch sei mit den Regeln moderner Physik nicht erklärbar, also nicht akzeptierbar.

Diese spröde Phantasielosigkeit in Ehren; die Wissenschaft ist gut beraten, ungewöhnliche Ergebnisse mit allem gebotenen Zweifel zu prüfen. Aber das Negieren von eindeutigen und mittlerweile reproduzierten Messergebnissen mutet erfrischend mittelalterlich an. Der Mensch formuliert physikalische Gesetze, um die Natur zu erklären. Wenn diese Formulierungen zu kurz greifen, bedeutet das in der Regel nicht, dass die Natur sich geirrt hat. Luc Montagnier hat daraus Konsequenzen gezogen. Er hat seine Arbeit nach China verlegt, wo ihm ein eigenes Institut eingerichtet wurde. Das empfand die wissenschaftliche Gemeinschaft als handfesten Skandal. Ein weltbekannter Wissenschaftler, ein Nobelpreisträger, der freiwillig von Europa nach Asien geht – und dann auch noch nach China. Dieser Schritt hat ironischerweise die Fachpresse aufgeschreckt, und man wendet sich dem unliebsamen Quergeist wieder zu. Sogar *Science* konnte sich zu einem Interview durchringen. Montagnier macht seinem Ärger darin Luft und schimpft über den »intellektuellen Terror«, der aufgeschlossene Forschungsarbeit in Europa nahezu unmöglich mache. In diesem Gespräch wird er auch zur Homöopathie befragt. Ob er sich vorstellen könne, dass sie physikalisch erklärbar sei. Nachweisbar, so gibt Montagnier an, sei sie noch nicht, die heutigen Messgeräte seien noch nicht sensibel genug, um die Hochpotenzen zu untersuchen. Doch das Wirkprinzip sei absolut plausibel. Das Ergebnis seiner innovativen Untersuchungen, die ihn zu diesem Schluss gebracht haben, fasst er lapidar so zusammen: »Hohe Verdünnungen von etwas sind nicht nichts.«

Zu dieser Vermutung ist auch der deutsche Biophysiker Fritz-Albert Popp gelangt. Er hat sich in umfangreichen Grundlagenversuchen mit der Physik des Lebendigen auseinandergesetzt und geht davon aus, dass Wasser, wenn ihm eine Information hinzugegeben wird, diese in stabile, kohärente (fürs Auge unsichtbare) Wellenmuster umsetzen kann. Allerdings nur, wenn dabei Energie hinzugefügt wird, zum Beispiel durch schnelle Bewegung. Genau dieses Vorgehen entspricht dem homöopathischen Prinzip des sukzessiven Verschüttelns und Verdünnens einer Substanz. Es ist kaum zu erklären, aber durch Versuch und Irrtum gelangten die ersten Homöopathen scheinbar intuitiv zu einer Mittelherstellung, die in frappierender Weise zu den neuesten Erkenntnissen der empirischen Physik passt.

Professor Popp wies darauf hin, dass in jeder Körperzelle mehrere 100 000 Reaktionen ablaufen. Und zwar gleichzeitig, in jeder Sekunde. Keine chemische Reaktion ist schnell und komplex genug, alle diese Aktivitäten gleichzeitig zu koordinieren und zu steuern. Nicht in einer Zelle und schon gar nicht in einem komplexen Organismus wie unserem Körper. Von allen Wirkprinzipien, die bis heute bekannt sind, verfügen nur elektromagnetische Wellen über die nötige Ausbreitungsgeschwindigkeit und die synchronisierenden Eigenschaften.

Konkret heißt das: Elektromagnetische Wellen, das sind Radiowellen, Licht, Wärmestrahlung oder Mikrowellen, brauchen kein Medium, um sich fortzuplanzen. Sie breiten sich auch in einem Vakuum aus. Dies ist in der Wissenschaft unbestritten.

Aus der Forschung zum Wasser und zu elektromagnetischen Wellen ergibt sich eine völlig neue Situation. Zum ersten Mal seit mehr als zweihundert Jahren gibt es einen plausiblen physikalischen Erklärungsansatz für die Wirksamkeit homöopathischer Therapien. Aber natürlich regt sich dagegen Widerstand. Und zwar nicht nur von der Schulmedizin. Auch viele Homöopathen glauben fest daran, Homöopathie und Naturwissenschaft hätten nichts, aber auch gar nichts miteinander zu tun. Viele von ihnen haben sich – oft enttäuscht – von der unpersönlichen Systemmedizin abgewandt und in der Homöopathie ihre persönliche Nische gefunden. Für sie ist die Homöopathie warm und menschlich, die Naturwissenschaft aber kalt und berechnend. Den vernunftbasierten Diskurs der Wissenschaft lehnen sie ausdrücklich ab.

Sie erwarten von der Forschung höchstens einen Befreiungsschlag, ein einziges, leicht verständliches und vollkommen verblüffendes Experiment, das alle Fragen klärt. Doch wir brauchen keinen Zaubertrick, wir sind eher dabei, ein großes Puzzle zu lösen. Wir brauchen Geduld und Know-how, die vielen Teilchen dieses Puzzles zusammenzusetzen. Und es gibt dabei viel zu gewinnen: grundlegende Erkenntnisse über die Homöopathie, über uns selbst und über die Welt, in der wir leben.

Schon jetzt kann man, sozusagen als Halbzeitstand, festhalten, dass viele Studien belegen, dass die Homöopathie Patienten heilen kann und dass neueste Experimente zeigen, dass dies physikalisch-biologische Ursachen hat. Im Gegensatz dazu gibt es übrigens bis heute nicht eine einzige Studie, die belegen kann, dass Homöopathie keine Wirkung hat. Eine Kleinigkeit, die das Selbstbewusstsein der Kritiker allerdings nicht im Mindesten anficht. Sie bleiben der Vorstellung treu, man könne den Körper biochemisch nur mit zugeführten Molekülen beeinflussen. Diese Behauptung ist ungefähr so einleuchtend wie die, der Körper könne nur feste Nahrung aufnehmen, aber niemals flüssige. Natürlich werden unsere Körperfunktionen auch ohne das Einwirken von Kraft oder Molekülen gesteuert. Wenn Kreide über die Tafel kratzt und wir eine Gänsehaut bekommen, wenn wir einen Brief lesen und sich unser Herzschlag beschleunigt, wenn sich unsere Augen an die Dunkelheit gewöhnen, jeden Tag reagiert unser Körper biologisch auf Informationen die wir nicht als Pille eingeworfen haben. Das ist ein Grundprinzip des Lebens, und wir sollten nicht davon ausgehen, dass es ausgerechnet in der Homöopathie außer Kraft gesetzt ist.

Zum Schluss noch einmal zurück zu Edzard Ernst und der Frage, ob einige der hier vorgestellten Arbeiten in der näheren oder fernen Zukunft als nobelpreiswürdig gelten können. Egal wie man entscheidet, es wäre eine gewagte Prognose. Albert Einsteins Relativitätstheorie ist eine der wichtigsten Erkenntnisse der modernen Naturwissenschaften. Mit einem Nobelpreis hat man sie vorsichtshalber nicht ausgezeichnet, es gab seinerzeit zu viele Skeptiker. Durchgesetzt hat sie sich dennoch, und das ist es schließlich auch, worauf es bei wegweisender Forschung ankommt. Und wer weiß, vielleicht fasst ja auch ein altehrwürdiges Nobelpreiskomitee – wenn es gute Gründe dafür gibt – noch einmal ganz neue Gedanken.

FAZIT

- In homöopathischen Mitteln sind keine Moleküle des eigentlich wirksamen Ausgangsstoffs mehr vorhanden. Dies ist unstrittig. Es sind allerdings wohl nicht die Partikel des Ausgangsstoffs, die eine Heilwirkung haben, sondern es ist die Information, die der Ausgangsstoff auf das Heilmittel überträgt.
- Auswirkungen homöopathischer Mittel konnten u. a. in einem Experiment mit Wasserlinsen von einem Expertenteam an der Universität Bern im streng wissenschaftlichen → randomisierten Doppelblindversuch beobachtet werden.
- Forschungen, u. a. von Nobelpreisträger Luc Montagnier, legen nahe, dass die Information als Energie in Form elektromagnetischer Wellen, als Schwingungen, übertragen wird.

EIN FALLBEISPIEL AUS DER PRAXIS: PANIK AM REDNERPULT

Vor acht Jahren rief mich ein Kollege an, der in einem anderen nordeuropäischen Land als Homöopath arbeitet. Er hatte einige Homöopathiekurse bei mir und meinem Kollegen Peter Stevens absolviert. Diesmal wollte er sich jedoch nicht anmelden, sondern es ging um einen guten Freund, den er zur Behandlung in meine Praxis schicken wollte. Ich war verwundert. Wozu so eine lange Fahrt, so ein großer Aufwand?

Dieser Freund machte meinem Kollegen große Sorgen. Er litt unter extremen Blutdruckkrisen und starken Panikattacken. So wurde es für ihn immer schwieriger, seinen Beruf als Politiker auszuüben – sofern er überhaupt seinen Arbeitsplatz erreichte, denn auch das Autofahren war ihm kaum mehr möglich. Zum Parlament, dem er angehörte, musste er jede Woche mehrere hundert Kilometer fahren. Noch schlimmer allerdings war, dass Blutdruckspitzenwerte, wie sie bei diesem Patienten vorkamen, jedes Mal das Risiko eines schweren Schlaganfalls oder eines Herzinfarkts bargen. Mittlerweile kam es mehrmals in der Woche oder sogar an ein und demselben Tag zu solchen Gefahrensituationen. Weder die normalen schulmedizinischen Blutdrucksenker noch eine Kombination aus mehreren dieser Präparate, noch chinesische TCM-Verordnungen oder andere alternative Mittel hatten diese Blutdruckspitzen verhindern oder abschwächen können. Der Patient benötigte zudem häufig Antibiotika wegen einer zunehmenden Infektneigung. Lediglich die Panikattacken, die bereits seit zehn Jahren auftraten, konnten mit Tavor (einem Beruhigungsmittel) etwas reduziert werden.

Die Diagnose lautete:

- Maligne Hypertonie (Bluthochdruck)
- Panikattacken
- Häufig rezidivierende Infekte (wiederkehrende Infekte)

Heute werden zwar viele Patienten mit Blutdruckmitteln über-
versorgt und ihre nicht bedrohlich hohen Werte unnötig herun-
tergeregelt. Doch bei einem solchen Fall von nicht einstell-
barem viel zu hohen Bluthochdruck gibt es aus schulmedizinischer Sicht keine Behandlungsalternative. Können auch
blutdrucksenkende Mittel nicht mehr helfen, ist die Lage ausgesprochen brenzlig.

Der Patient kam einige Tage später zu mir. Er schilderte seine
allererste Blutdruckattacke, die ihn während einer Arbeitssit-
zung vor zwei Jahren überrascht hatte. Er hatte sich damals ins
Auto geschleppt und war, obwohl er kaum noch klar sehen
konnte, die große Strecke nach Hause gefahren, um zu unserem
Kollegen zu kommen, mit dem er befreundet war. Als der
Patient die Praxis seines Freundes erreichte, schwankte alles
vor ihm. Er sah alles doppelt, dann vier-, dann sechsfach. Der
Blutdruck wurde im Liegen mit 230/130 gemessen; der Kranke
hatte das Gefühl, sein Kopf platze.

Seither litt er unter starker Furcht vor den regelmäßig wiederkehrenden Attacken. Seine Furcht hatte noch zugenommen,
seit er kürzlich bei der Beerdigung eines Freundes gewesen
war, der an einem Herzinfarkt gestorben war und drei Kinder
zurückgelassen hatte. Er wollte sein eigenes Kind nicht ebenso
allein lassen. Er selbst war als Halbwaise aufgewachsen. Der
Vater war krank gewesen, und als der Patient geboren wurde,
war sein Vater schon tot.

Seine Kindheit in einfachen Verhältnissen hatte ihn sehr geprägt. Damals in der Nachkriegszeit wurde einer alleinste-
henden Frau nicht ohne weiteres das Sorgerecht für ihr Kind
übertragen, vielfach wurde ein externer Vormund eingesetzt.
Die Mutter hatte ihn angehalten, ja nicht negativ aufzufallen.

»Geschafft und gerackert« hatte sie von morgens bis spät in die Nacht, um ihm eine gute Ausbildung zu ermöglichen. Eine höhere Schule war nicht finanzierbar, und er musste möglichst früh selbst Geld verdienen. Aufgrund seiner Begabung hatte er mit der Berufswahl Glück. Seine eigene Vita hatte ihn früh für soziale Themen sensibilisiert: für die Fragen, in was für eine Welt Kinder hineingeboren werden und welchen Erfahrungen wir sie dann aussetzen. Er hatte selbst in seiner Jugend »genug Dünkel und Arroganz« erlebt und wollte etwas verändern, »– so bin ich Politiker geworden«. Seine Panikattacken und die Blutdruckkrisen überkamen ihn am Rednerpult oder während wichtiger politischer Sitzungen und Auseinandersetzungen. Früher hatte er frei gesprochen, das war jetzt unmöglich. Er leitete in seinem Land einen Thinktank, in dem wichtige Bausteine für eine moderne Familienpolitik entwickelt wurden. Bei der Umsetzung in reale Politik kam es zu heftigem Schlagabtausch und Auseinandersetzungen mit den Politikern anderer Parteien. In den Panikattacken hatte er das Gefühl, dass vor allem direkte Kontrahenten seinen wunden Punkt eventuell erkennen und ihn genau an dieser Stelle angreifen würden.

Es gelang uns tatsächlich, in dieser ersten Sitzung sein homöopathisches Mittel exakt zu bestimmen. Aber es war als homöopathische Arznei noch nirgends auf der Welt hergestellt worden. Es dauerte mehr als ein Jahr, das Ausgangsmaterial für diese Arznei aus Afrika zu besorgen. Das ist in der homöopathischen Arbeit ein sehr hoher Aufwand. Doch da bis dahin alle Medikamente der klassischen Homöopathie ebenso wie auch alle schulmedizinischen Therapieversuche bei diesem Patienten versagt hatten, schien der Aufwand gerechtfertigt.

Wir begannen die Behandlung mit der nächstähnlichen Substanz, die schon einmal in Europa hergestellt worden war. Innerhalb eines Monats erreichte der Blutdruck Normalwerte, die Panikattacken gingen deutlich zurück. Im ersten halben Jahr ließ nach jeweils sieben bis acht Wochen die Wirkung nach.

Die Symptome kamen dann wieder und zeigten an, dass eine neue Dosierung des Mittels notwendig wurde. Einmal während des ersten Behandlungsjahres hatte der Patient in so einer Auslaufphase der alten Dosierung noch Antibiotika wegen der wiederkehrenden Infekte genommen.

Jedes Mal, wenn er das für ihn hergestellte homöopathische Heilmittel in neuer Potenz bekam, stellte sich die stabilisierende Wirkung wieder ein. Allerdings wurden die Abstände, in denen der Patient die jeweils nächste Dosierung benötigte, immer kürzer und betrugen schließlich nur noch zwei bis drei Wochen. Die äußeren Lebensumstände waren stabil und konnten diese zunehmend verkürzte Wirksamkeit nicht erklären. Schließlich traf das ursprünglich ermittelte Arzneimittel, das in Afrika gewonnen und in Österreich potenziert worden war, bei uns ein.

Der Erfolg durch den Mittelwechsel übertraf meine Erwartungen. Die Panikattacken gehören seit dieser Zeit gänzlich der Vergangenheit an. Noch erstaunlicher ist, dass sich der Blutdruck völlig normalisiert hat, ohne dass der Patient weitere Medikamente nehmen muss. An so einem Verlauf gefällt mir erstens die Tatsache, dass der Blutdruck eindeutig messbar und die Heilung objektivierbar ist. Die Ausheilung von so schweren, regelmäßigen Blutdruckspitzen ist zweitens sehr ungewöhnlich. In der Schulmedizin wird sie nicht einmal angestrebt, hier ist das Ziel höchstens ein dauerhaftes Gegensteuern mit starken Medikamenten. Der zeitliche Abstand zwischen den homöopathischen Mittelgaben hat sich mit dem neuen Heilmittel normalisiert und ist auf ungefähr drei Monate gestiegen.

Der Sozialreformer geht heute wieder seiner 80-Stunden-Woche im Parlament, in den Ausschüssen und im Wahlkreis nach. Er steht am Rednerpult und spricht frei und mit Vergnügen. Und auch an der familiären Situation, die ihn so beschäftigt und besorgt hatte, arbeitet er. Er hat sich angewöhnt, an jedem zweiten Wochentag morgens zwei Stunden mit seinen Kindern zu verbringen und dazu wöchentlich gemeinsame Zeitfenster mit seiner Frau – nur beide füreinander – zu finden.

Das homöopathische Mittel wirkt auch im neunten Behandlungsjahr unverändert zuverlässig. Obwohl der Politiker noch mehr berufliche Verantwortung übernommen hat, geht es ihm persönlich und beruflich gut.

Das höchste Ideal der Heilung ist die schnelle, sanfte, dauerhafte Wiederherstellung der Gesundheit oder Hebung und Vernichtung der Krankheit auf dem kürzesten, zuverlässigsten und unnachheiligsten Wege, nach deutlich einzusehenden Gründen.

Auszug aus Samuel Hahnemanns »Organon« der Heilkunde (§ 2)

EIN UNIVERSALGELEHRTER MEDIZINER ENTDECKT DIE HOMÖOPATHIE

Der Kanzleisekretär Klockenbrink raste. Völlig von Sinnen lief der hohe Staatsdiener umher, sprach mit sich selbst, wühlte sein Lager um, zerriss seine Kleider, stammelte zusammenhanglose Zitate und zertrümmerte sein Klavier. So ging es pausenlos, Tag und Nacht. Der ehemals hochgebildete und feingeistige Beamte verdreckte und verwahrloste vollkommen. Übel riechend, sprang er mit Blumengirlanden im Haar herum. Kein Arzt konnte helfen, man musste abwarten, bis der Verwirrte sich von selbst beruhigte – um schon bald wieder zu toben. Klockenbrink lebte und arbeitete am Hof von Hannover, und dort wusste man sich nach einigen Monaten nicht mehr zu helfen. Nun gab es im Herzogtum Gotha diesen Dr. Hahnemann, einen Arzt, der mit einer seltsamen neuen Methode von sich reden machte: ziemlich kurios, aber wenn sonst nichts half? Besagter Hahnemann wurde kontaktiert, und er erklärte sich bereit, den verwirrten Staatsdiener zu behandeln, ja, sogar ihn bei sich aufzunehmen. Im Winter 1792 brachte man Klockenbrink von Hannover nach Gotha – und Klockenbrink wütete nun bei den Hahnemanns. Der junge Arzt schaute sich den Kranken einige Wochen lang geduldig an und begann dann mit seiner Therapie. Als der ehemals Rasende im Frühling von

Gotha zurück nach Hannover reiste, war er vollständig geheilt. Friedrich Arnold Klockenbrink war der erste prominente Erfolgsfall der Homöopathiegeschichte.

Sapere Aude – wage, den eigenen Verstand zu nutzen! Dieses lateinische Zitat war das Schulmotto der Fürstenschule St. Afra in Meißen. Sie war die Kaderschmiede für berühmte Aufklärer wie Christian Fürchtegott Gellert und Gotthold Ephraim Lessing. Diese bekannte Schule bildete auch den Mann aus, der zum Begründer der Homöopathie werden sollte, eben jenen Doktor Samuel Hahnemann. Samuel Hahnemann war eine eindrucksvolle Person und prägte die Homöopathie so nachhaltig, dass man, ohne seine Geschichte zu kennen, weder die Methode noch die Arbeit seiner Nachfolger verstehen kann.

Hahnemann, 1755 geboren, kam aus einfachen Verhältnissen. Sein Vater arbeitete in der berühmten Porzellanmanufaktur von Meißen. Die Eltern konnten es sich nicht leisten, ihren Sohn auf eine teure Schule zu schicken. Er sollte einen anständigen Beruf erlernen und möglichst schnell sein eigenes Geld verdienen. Aber der Bengel zeigte katastrophal wenig Geschick bei einer Ausbildung zum Kaufmann. Dafür allerdings einiges intellektuelles Talent. Wenn schon nichts Brauchbares aus ihm werden würde, dann doch vielleicht wenigstens ein Akademiker. Der Vater wandte sich in einem Bittbrief an den Fürsten, und dieser gewährte dem jungen Hahnemann gnädig ein Stipendium für den Schulbesuch in St. Afra. So wurde aus Hahnemann also kein Kaufmann.

An der neuen Schule zeigte der Student neben Wissbegierde und einigem Talent auch den nötigen Fleiß. Besonders auf den Gebieten Sprachen und Naturwissenschaften tat er sich in den folgenden Jahren hervor. An der Schule gab es ein breites Angebot, alle wichtigen Wissensfelder der Zeit wurden unterrichtet. Schon früh fiel den Lehrern Hahnemanns Interesse für medizinische Themen auf. In seiner Abschlussarbeit widmete sich Hahnemann der Funktionsweise der menschlichen Hand.

Selbstverständlich hatte er – wie es üblich war – die Arbeit komplett in lateinischer Sprache verfasst, und sie fand reichlich Anerkennung beim Lehrkörper.

Nach dem Schulbesuch verließ der junge Hahnemann Meißen und setzte seine Ausbildung fort. Er studierte Medizin in Leipzig, Wien und Erlangen. Hier zeigte sich bereits eine für Hahnemann typische Rastlosigkeit, die ihn von Ort zu Ort trieb. Sie sollte sein gesamtes späteres Leben prägen – und das seiner ganzen Familie gleich mit.

1782 hatte er die Apothekerstochter Johanna Leopoldina Küchler geheiratet. Die beiden bekamen fast ein Dutzend Kinder und zogen dreißig Mal mit ihrem gesamten Hausstand um, quer durch die vielen deutschen Kleinstaaten. Die meisten dieser Jahre müssen für Johanna nicht eben leicht gewesen sein. Meistens war es die finanzielle Not, die die Familie zum Umzug zwang. Im Laufe seines Lebens erlangte Hahnemann zwar in ganz Europa Ruhm, doch davon konnte sich die Familie nicht ernähren. Auch als gefeierter Pionier der Homöopathie war er nie in der Lage, sich und seine Familie vernünftig zu versorgen. Meist schlug er sich mit lausig bezahlten Gelegenheitsarbeiten durch. Ohne eine unermüdliche Mitstreiterin wie seine Frau Johanna wäre er kaum in der Lage gewesen, seine brotlosen Studien über Jahre und sogar Jahrzehnte durchzuführen und zu veröffentlichen.

Nachdem er mit vierundzwanzig Jahren als Arzt promoviert worden war, arbeitete Hahnemann gleich in mehreren Berufen: als Übersetzer, als Arzt und als Naturforscher, wie man damals alle Arten von Naturwissenschaftlern nannte. Auf allen diesen Gebieten erbrachte er achtbare Leistungen. Als Chemiker entwickelte er beispielsweise ein bekanntes Prüfverfahren, mit dem man den schädlichen Bleizucker im Wein nachweisen konnte – ein damals gerne genutzter Trick zur Süßung von zu sauer geratenem Most. Offenbar beweisen einige schwarze Schafe der Lebensmittelindustrie, was Panscherei betrifft,

Traditionsbewusstsein. Denn dieser Test ist noch heute als die Hahnemannsche Weinprobe bekannt. Auch von seinem Talent für Sprachen profitierte Hahnemann. Er übersetze wichtige wissenschaftliche und aufklärerische Texte ins Deutsche. Insgesamt mehrere Dutzend Bücher aus sieben verschiedenen Sprachen. Und er verfasste eine beachtliche Anzahl eigener Publikationen zu verschiedenen medizinischen Themen.

Sapere aude – dieser Aufforderung den eigenen Verstand furchtlos und ohne Einschränkungen zu gebrauchen, blieb Hahnemann auch in seiner ärztlichen Arbeit lebenslang treu. Er hatte schon in jungen Jahren klare Standpunkte, und er hielt mit diesen nicht hinter dem Berg. Wie sich zeigen sollte, wirkte sich dies selten zu seinem Vorteil aus. Dabei war er mit vielen seiner Forderungen seiner Zeit voraus. Im Gegensatz zu den meisten Universitätskollegen setzte er sich für eine exakte und systematische Dokumentation von Krankheiten, Behandlungen und Heilungsverläufen ein. Er war ein früher Verfechter von Hygiene und Umweltschutz. Und er kämpfte energisch gegen das damals verbreitete Allheilmittel in der Medizin, den Aderlass.

Am Ende des 18. Jahrhunderts war es noch guter Brauch, Kranken, selbst wenn sie schon völlig entkräftet darniederlagen, das Blut aus allen Körperteilen abzuzapfen. So wurde der Arzt nicht selten zum Scharfrichter. Hahnemann erkannte, dass dieses Blutvergießen nicht nur sinnlos, sondern oft genug schädlich oder sogar tödlich wirkte. Entsprechend scharf kritisierte er die Behandlungspraxis seiner Kollegen.

Heute wissen wir, dass er damit recht hatte. Doch in seiner Zunft machte er sich mit seinem Engagement nicht gerade Freunde. Hahnemann war also ein engagierter, unbequemer und bettelarmer Arzt mit vielfältigen Interessen und wachem Verstand. Aus der Fülle seiner interdisziplinären Forschungen und Arbeiten entstand sein Lebenswerk, die Homöopathie. Der Grundstein für ihre Entwicklung lag offenbar in der Übersetzungsarbeit, die Hahnemann eigentlich zum Broterwerb in besonders kargen Zeiten betrieb. 1789 übertrug er ein Buch des schottischen Mediziners William Cullen ins Deutsche und stolperte dabei über eine Beobachtung zur Chinarinde. Chinarindengewächse (Cinchona) stammen – anders als der Name es vermuten lässt – aus Zentral- und Südamerika. Man setzte die chininhaltigen Pflanzen damals zur Bekämpfung von Malaria ein. Während der Übersetzung wurde Hahnemann auf die Beobachtung aufmerksam, dass Chinarinde, wenn man sie einem gesunden Probanden verabreichte, nur leichte Malariasymptome verursachte. Beim kranken Menschen lindert das Heilmittel also die Symptome der Malaria, und bei gesunden Menschen ruft sie diese in schwacher Form hervor.

FAZIT

Samuel Hahnemann begründete Ende des 18. Jahrhunderts die Homöopathie. Der Universalgelehrte war in der Schrift des schottischen Mediziners William Cullen auf eine Aussage gestoßen, die ihn zu eigener Forschung anregte.

HAHNEMANNS METHODE: DAS SIMILE-PRINZIP

Hahnemann hat sich nie dazu geäußert, warum er an diesem Punkt begann, eigene Studien zu betreiben. Es war offenbar reine Neugier an diesem ungewöhnlichen Phänomen, dem Cullen selbst keine besondere Beachtung geschenkt hatte. Zunächst besorgte sich Hahnemann Chinarinde und vergewisserte sich, dass die Beobachtung Cullens zutraf. Dann experimentierte er auch mit anderen Substanzen. Er nahm sie zum Teil stark verdünnt ein und beobachtete, ob sie eine negative Reaktion hervorriefen. Das Grundprinzip war immer das gleiche. Dann bezog er auch andere Menschen in seine Tests ein. Am Gesunden wurden die Mittel getestet, um die Symptome festzustellen. Tauchten diese Symptome später einmal als Krankheit auf, wurde mit dem getesteten Mittel behandelt und der Heilungsverlauf exakt aufgezeichnet. Hahnemann stellte fest, dass die Heilung in vielen Fällen tatsächlich rascher verlief als bei der Behandlung mit jeder anderen damals bekannten Medizin. All diese Versuche und Beobachtungen wurden von ihm dokumentiert, viele seiner peniblen Aufzeichnungen sind bis heute im Original erhalten. Und so kam er zum ersten Grundsatz seiner neu entdeckten Heilmethode, einer lateinischen Formel, die bis heute jeder Homöopath im Schlaf nachbeten kann: Similia similibus curentur. Zu Deutsch besagt dieser Leitsatz der Homöopathie, das sogenannte Simile-Prinzip, etwa: Ähnliches wird durch Ähnliches geheilt.

Hahnemann war nach den griechischen Ärzten des Altertums und nach Paracelsus vielleicht der Erste, der das Simile-Prinzip neu formulierte. Heute wird es ebenso von der Schulmedizin genutzt. Nahezu jede Impfung funktioniert nach diesem Grundsatz der sogenannten adaptiven → Immunantwort. Gegen Pocken impft man mit unschädlich gemachten Pockenerregern –

und gegen Keuchhusten mit unschädlich gemachten Keuchhustenviren. Auch die Hyposensibilisierung gegen Allergien basiert auf diesem Wirkprinzip. Zuerst ganz stark verdünnt, dann immer etwas höher dosiert, werden dem Körper Allergene zugeführt, gegen die er Abwehrkräfte entwickelt, bis er schließlich gelernt hat, mit diesen Allergenen auch in großen Mengen umzugehen. Obwohl der Grundsatz *similia similibus curentur* in der Schulmedizin täglich angewendet wird, belächeln ihn viele Ärzte unreflektiert bis heute. Daher hat eine Forschungsgruppe der Universität Utrecht unter der Leitung von Professor Roeland van Wijk diesen Effekt einmal grundsätzlich untersucht. Und ihnen gelang der Nachweis, dass das sogenannte Simile-Prinzip, also die Heilung durch eine niedrige Dosierung des Krankheitserregers selbst, tatsächlich funktioniert. Die Forscher setzten Zellen einem starken Schock aus, der ihre Gesundheit beeinträchtigte. Anschließend wurde ein Teil von ihnen behandelt, und zwar mit dem Schockerreger in niedriger Dosierung. Die Behandlung war erfolgreich.

Nach dem Prinzip von Versuch und Irrtum entwickelte Hahnemann über viele Jahre und mit Hilfe einer kleinen Gefolgschaft aus seinem ersten Grundsatz eine vollständige medizinische Methode. 1810 stellte er diese in einem Werk der Öffentlichkeit vor. Das »Organon der rationellen Heilkunde« wurde Hahnemanns erster großer Erfolg. Als es erschien, war er 55 Jahre alt. Das mag uns heute nicht hochbetagt erscheinen, doch bei der damaligen Lebenserwartung sprach man schon einen Fünfzigjährigen als »ehrwürdigen Greis« an. Hahnemann sollte sogar achtundachtzig Jahre alt werden – ein geradezu biblisches Alter. Nicht nur in Deutschland fand der in der Fachwelt bisher isolierte Autor nun zunehmend Nachfolger. Das »Organon« wurde in wenigen Jahren auch ins Englische und Französische, Spanische, Griechische, Russische und in viele andere Sprachen übersetzt. Binnen weniger Jahre folgten mehrere Auflagen des Buches; allein fünf überarbeitete Neuerscheinungen zu Hahnemanns Lebzeiten. In den meisten Ländern Europas und ebenso in Amerika entstanden homöopathische Gesellschaften. Immer mehr junge Ärzte behandelten nun nach der neuen Methode, die ihr Erfinder Homöopathie getauft hatte. Der Name leitet sich übrigens von den altgriechischen Worten *homoios* (gleich) und *pathos* (Leid) ab, er bedeutet also etwa »Gleiches wie das Leiden«.

Was genau aber hatte Hahnemann mit dieser Homöopathie entwickelt? Im »Organon« führt er drei Grundprinzipien auf, die bis heute bei jeder Form der homöopathischen Praxis gültig sind:

FAZIT

Hahnemann entdeckte das Grundprinzip der Homöopathie, Ähnliches mit Ähnlichem zu heilen.

DIE HOMÖOPATHISCHE ARZNEIMITTELPRÜFUNG AM BEISPIEL ARNIKA

Das erste Grundprinzip hatte er ausgehend von seinen Experimenten mit der Chinarinde gefunden, er fasste es präzise in dem Leitsatz *Similia similibus curentur* zusammen. Dieses Grundprinzip beschreibt den gesamten Weg, auf dem der Arzt das richtige Heilmittel für seinen Patienten findet: Man stellt zunächst ein neues homöopathisches Präparat aus einem bestimmten Ausgangsstoff her. Zum Beispiel aus Arnika, einer Heilpflanze, die in Gebirgsregionen wächst. Das entstandene Medikament testet man anschließend an einer Gruppe freiwilliger Probanden und hofft, dass sie leichte Krankheitserscheinungen zeigen. Diesen Vorgang der testweisen Behandlung von Gesunden zur Beschreibung eines neuen Mittels nennt man in der Homöopathie eine → Arzneimittelprüfung. Alle homöopathischen Prüfungen funktionieren also so wie schon Hahnemanns allererste Experimente mit der Chinarinde. Nicht nur klassische Krankheitssymptome werden bei solch einer Prüfung registriert und dokumentiert, sondern auch bei verschiedenen Prüfern übereinstimmend auftretende Gemütsveränderungen oder ungewöhnliche Träume der Probanden. So entsteht ein ganzheitliches Bild, das die Gesamtverfassung eines Menschen/Kranken widerspiegelt.

Im Falle von Arnika würde eine Prüfung etwa folgende Beobachtungen bei den Probanden ergeben:

Physisch
• vermehrt Gliederschmerzen
• gereizte Haut
• Pickel
• Neigung zu ungewöhnlich starken blauen Flecken

Psychisch
- Unlust, sich mit schwierigen Fragen zu beschäftigen
- Einfallslosigkeit
- ungewöhnlich starke Auseinandersetzung mit Todesangst
- Alpträume von Tod und Verstümmelung

Alle diese Beobachtungen werden von den Prüfern über mehrere Tage oder Wochen notiert. Darüber austauschen dürfen sie sich während der Prüfung nicht. Erst am Ende der Prüfungszeit werden die gesammelten Aufzeichnungen verglichen. Es wird nach Übereinstimmungen gesucht und ein Krankheitsprofil erstellt. Natürlich wissen die Prüfer während der Prüfung nicht, welches Mittel sie getestet haben.

So eine Prüfung durchzuführen ist nicht leicht. Wie soll zwischen relevanten, zufälligen und bedeutungslosen Beobachtungen unterschieden werden? Vor allem braucht es einen erfahrenen Prüfungsleiter. Er muss sicherstellen, dass die wichtigen Rahmenbedingungen eingehalten werden. Dass also keiner der Prüfer weiß, welches Mittel getestet wird; dass sich die Prüfer nicht gegenseitig beeinflussen; dass Dauer, Verlauf und Ergebnis der Prüfung exakt festgehalten werden. Wie gut eine Prüfung durchgeführt wurde, zeigt sich am besten durch Vergleichsprüfungen. Wenn also das gleiche Mittel (zeitgleich oder zu einem späteren Zeitpunkt) von einer völlig anderen Gruppe erneut geprüft und das Ergebnis direkt verglichen wird. Ein seit langer Zeit bekanntes Mittel wie unser Beispiel Arnika ist mittlerweile etliche dutzend Mal getestet worden, und es taucht in vielen Veröffentlichungen mit bemerkenswert ähnlichen Symptombeschreibungen auf.

Die erste veröffentlichte Sammlung von Arzneimittelprüfungen nannte Hahnemann Materia Medica, also heilender Stoff. Er listete hierfür alle bisher geprüften Mittel alphabetisch auf und schilderte die Symptome, die bei der Prüfung beobachtet worden waren. Er wählte dafür die klassische anatomische Einordnung von oben nach unten, begann folglich immer beim Kopf. Zuerst wurden die Geistes- und Gemütssymptome geschildert, dann ging es zu physischen Beschwerden am Kopf und von dort über den Hals bis hinab zu den Füßen. Hahnemanns Nachfolger übernahmen die Bezeichnung Materia Medica; bis heute werden die gesammelten Symptome eines Arzneimittels unter diesem Namen und nach der gleichen Ordnung, also von oben nach unten, veröffentlicht.

FAZIT

Hahnemann entwickelte ein Prüfverfahren für homöopatische Mittel, das bis heute angewendet wird.

DIE GRUNDPRINZIPIEN
DER HOMÖOPATHIE

1. Ein Mittel für alle Symptome des Kranken

Wenn ein Kranker über Symptome klagt, die man aus der Arni-
kaprüfung kennt, wird er mit genau diesem Mittel – Gleiches
mit Gleichem – behandelt. Ziel des Arztes ist es, nicht eine
Kombination verschiedener Mittel zu verschreiben, sondern
ein einziges Medikament zu finden, das dem Gesamtzustand
des Patienten so exakt wie möglich entspricht. Hahnemann
beschreibt in seinem »Organon« ausdrücklich, dass es die Gesamtheit der Symptome eines Patienten ist, die auf das genaue
Heilmittel hinweist. Ein Mittel für die Gesamtheit aller Beschwerden, das versteht auch der heutige Homöopath unter
Ganzheitlichkeit der Methode.[2] Der Unterschied zum Schulmediziner wird hier schon im täglichen Sprachgebrauch deutlich. Der eine würde von der »Galle in Zimmer 11« sprechen
oder von »Hypertonie in Kombination mit Diabetes und Adi-
positas«. Der andere von einem »Aurum-Patienten« oder von
einem »Seerobbenmilch-Fall«. Für ihn definiert sich der Patient also nicht über dessen einzelne Leiden, sondern über das
eine, das einzige Heilmittel, das er bekommt, um alle seine Beschwerden zu behandeln.

---

2 Mittlerweile gibt es auch sogenannte Komplexmittel, also kombinierte
  Präparate aus verschiedenen Stoffen. Aber dem ursprünglichen Konzept
  der Homöopathie entsprechen diese Mittel nicht.

2. Herstellung der Heilmittel

Das zweite Grundprinzip aus Hahnemanns »Organon« betrifft die Herstellung der Medikamente: Globuli und ihre Inhaltsstoffe. Leider wissen wir nicht genau, wie Hahnemann auf das komplizierte und streng von ihm vorgegebene Verfahren zur Herstellung der Mittel gekommen ist. Seine Aufzeichnungen erlauben keine eindeutige Interpretation, wie sich diese Arbeitsschritte entwickelt haben. Aber immerhin können wir einige Hinweise finden. Schon früh interessierte Hahnemann die Prüfung giftiger Substanzen. Das war naheliegend, denn ihre prägende gemeinsame Eigenschaft ist, dass sie bei einem gesunden Menschen Krankheitssymptome hervorrufen. Bei bestimmten Krankheiten könnten sie, so hoffte Hahnemann, entsprechend den Grundsätzen der Homöopathie also auch die Heilung begünstigen. Seine Forschungsgruppe vorsätzlich zu vergiften, kam für Hahnemann nicht in Frage – nicht einmal im Dienst der Wissenschaft. Also verdünnte er seine Mittel sehr stark. Zunächst wahrscheinlich nur die giftigen, bald jedoch alle homöopathischen Substanzen.

Falls sie das Prinzip der Prüfungen noch haben durchgehen lassen, spätestens beim Thema Verdünnungen laufen die harten Verfechter der Schulmedizin zur Hochform auf. Dass so stark verdünnte Substanzen irgendeinen, womöglich sogar einen heilenden, Effekt hätten, sei schlechterdings unmöglich. Und in der Tat werfen die Verdünnungen viele Fragen auf, auf die wissenschaftlichen Beobachtungen hierzu sind wir bereits eingegangen. Hier soll nun erklärt werden, wie denn überhaupt verdünnt wird, was also in den Globuli steckt.

Man kann homöopathische Mittel aus nahezu allen Substanzen der Natur herstellen. Aus Gestein, aus Pflanzen, aus Metallen, Salzen und Fell, Blut oder Milch von Tieren. Viele tausend natürliche Ausgangsstoffe sind bereits zu homöopathischen Heilmitteln aufbereitet worden. Bleiben wir beim Beispiel Arnika:

Ausgangsstoff der Arznei ist eine Arnikapflanze. Der Homöopath nennt diesen Ausgangsstoff auch »Quelle« des Arzneimittels. Es gibt verschiedene Möglichkeiten, Quellen homöopathisch aufzubereiten. Arnika ist, wie die meisten Pflanzen, gut wasserlöslich. Sie wird zunächst gereinigt, fein geschnitten und anschließend in Wasser und Alkohol eingelegt, mindestens zehn Tage lang. Der entstandene Sud wird anschließend gepresst und filtriert. So gelangt man zu einem Konzentrat der Pflanze, das als Urtinktur bezeichnet wird. Anders muss man natürlich vorgehen, wenn die Ausgangssubstanz nicht löslich ist, wenn es sich etwa um ein Salz handelt. Dann wird eine kleine Probe dieser Substanz mit Laktose, also Milchzucker, in einem Mörser verrieben. Insgesamt eine Stunde lang mit der Hand und unter gleichmäßigen Bewegungen. Dann entnimmt man einen Löffel des entstandenen Pulvers, füllt wieder mit Laktose auf und verreibt eine weitere Stunde. Dieser Vorgang wird insgesamt dreimal wiederholt.

Erst danach beginnt man mit der Verdünnung des Pulvers beziehungsweise der Urtinktur. Und dieser Prozess ist für den Pharmazeuten, den Hersteller eines Mittels, sehr zeitaufwendig. In einem ersten Arbeitsschritt muss er eine kleine Menge der Arnika-Urtinktur mit einem Gemisch aus Alkohol und Wasser vermengen. Das Gefäß mit der entstandenen Mischung schlägt er anschließend zwanzigmal hintereinander fest auf ein Lederkissen (eine Vorgehensweise, die man bis heute so beibehalten hat). Diesen Vorgang nennt man das Verschütteln. Die dabei entstandene Verdünnung wird als C1 bezeichnet. Im zweiten Verdünnungsschritt entnimmt der Pharmazeut nur noch einen einzigen Tropfen der C1-Verdünnung und verdünnt ihn in einer Wasser-Alkohol-Lösung im Verhältnis eins zu hundert. So entsteht die C2-Lösung. Auch in allen weiteren Verdünnungsschritten wird nur noch ein einziger Anteil der vorigen Lösung in neunundneunzig Teilen des Alkohol-Wasser-Gemischs aufgelöst. Nach jeder einzelnen Verdünnung wird die gerade entstandene Lösung zwanzigmal auf ein Lederkissen aufgeschlagen. Ist schließlich die gewünschte Verdünnungsstufe erreicht, kann die fertige Lösung, auch Dilution genannt, auf die wohlbekannten weißen Kügelchen aus Rohrzucker aufgetragen werden. Diese saugen die Dilution auf und werden anschließend getrocknet. So entstehen die Globuli.

Seit Hahnemanns Tagen werden die Mittel auf diese aufwendige Weise hergestellt. Lediglich das regelmäßige Aufschlagen der neuen Lösungen auf ein Lederkissen übernehmen mittlerweile bei manchen Herstellern Maschinen.

Bisweilen wird den Herstellern von Homöopathika vorgeworfen, die Mittel seien viel zu teuer, die Hersteller würden sich auf Kosten der Patienten bereichern. Wenn in diesem Markt aber tatsächlich dicke Gewinne abzufischen wären, die großen Medikamentenhersteller hätten mit Sicherheit längst ihre Bedenken, die bis dato oft genug beim Profit aufhören, über Bord geworfen und selbst mit der Herstellung homöopathischer Medikamente begonnen. Doch de facto verschlingen die hohen Personalkosten in der Produktion homöopathischer Mittel die Gewinnmargen, und so bleiben die überwiegend idealistischen Mittelständler bis heute unter sich.

Noch ein Wort zur Konzentration der homöopathischen Lösungen in den Kügelchen. Kritiker der Homöopathie sprechen gern spöttisch von den »Zuckerkügelchen«. In der Tat enthalten diese Kügelchen hauptsächlich Zucker, denn er ist gut geeignet, die feuchte Dilution aufzunehmen und zu speichern. In diesem Punkt unterscheiden sich die Globuli allerdings kaum von den Medikamenten der Schulmedizin. Auch in deren Tabletten ist nur ein winziger Teil Wirkstoff enthalten. Der Rest besteht aus simpler Stärke – und oft genug aus leuchtenden Farbstoffen – die medizinische Wirksamkeit soll man schließlich auch sehen können. Wer also von Zuckerkügelchen spricht, der sollte von Mehlpillen nicht schweigen.

Doch wie oft wird nun in der Homöopathie verdünnt, bevor die

Dilution aufs Kügelchen kommt? Nach zweihundert der eben beschriebenen Verdünnungsschritte kommt unser Pharmazeut bei der Verdünnungsstufe C200 an. Diese ist eine der gängigen Einstiegsdosierungen homöopathischer Globuli. Die nächsthöhere, die C1000, hat entsprechend ganze achthundert weitere Arbeitsschritte hinter sich. Achthundertmal verdünnen und achthundertmal verschütteln. Das gilt für alle Ausgangsstoffe, die zu homöopathischen Arzneien verarbeitet werden.

Von unserer Arnikapflanze ist in einer C1000 statistisch nicht ein einziges Atom mehr zu finden, dennoch geht der Homöopath davon aus, dass diese Verdünnung stärker dosiert ist als die C200. Je höher die Verdünnung des Ausgangsstoffs – der Arnikapflanze – also ist, desto höher auch die Potenz des Mittels. Entsprechend wird der Prozess der Mittelherstellung auch als → Potenzieren bezeichnet. Bis zu hunderttausend Verdünnungsschritte kann ein homöopathisches Mittel hinter sich haben (C100 000).

Je höher die Verdünnung, desto stärker die Wirkung, das klingt paradox. Denn es widerspricht unseren altvertrauten Überzeugungen wie »Je mehr, desto besser«, oder »Viel hilft viel«. Aber genau dies ist das zentrale Prinzip der Homöopathie, und das unterscheidet sie grundsätzlich von jeder anderen Medizin. Wir können offenbar an dieser Stelle noch einmal festhalten, dass das Verschütteln eine entscheidende Rolle in dem Prozess der Potenzierung spielt. Hahnemann ist diesem Prinzip offenbar durch eine Mischung von Versuchen, genauer Beobachtung, exakter Dokumentation und durch Intuition auf die Spur gekommen.

3. Das Patientengespräch oder die Kunst der Anamnese

Das dritte der Hahnemannschen Grundprinzipien beschreibt die eigentliche Arbeit des Arztes. Wie soll er aus der riesigen Menge geprüfter Mittel genau das richtige finden? Schließlich kommt der Patient leider nur selten in die Praxis und fasst seinen Zustand für uns in drei wegweisenden Sätzen zusammen: »Ich leide an Hautreizungen, an vermehrter Pickelbildung und Hämatomen, ich bin oft ängstlich und im Großen und Ganzen entscheidungsschwach. Und in der letzten Zeit habe ich außerordentlich viel vom Tod geträumt.«

Genau so ein umfassendes und gleichzeitig prägnantes Bild vom Zustand seines Patienten möchte der Homöopath aber bekommen. Und dazu muss er ein ausführliches Gespräch führen. Ähnlich wie in der Schulmedizin dient die Anamnese dazu, sich ein genaues Bild von den Leiden des Patienten zu machen. Für den Homöopathen aber geht dieses Gespräch tiefer als bei vielen anderen Therapieformen. Klagt ein Patient über Gliederschmerzen und Pickel, werden nicht eine Schmerztablette sowie eine Hautsalbe verschrieben. Es schließt sich vielmehr die Frage an, um welche Art von Schmerzen es sich handelt. Reißende oder quetschende? Löst ein Schmerz bestimmte Emotionen aus und welche? Es kann ein großer Unterschied sein, ob Schmerzen zu Wut oder zu Verzweiflung führen und mit welchen Ängsten sie vielleicht verbunden sind.

Es geht in der Anamnese also darum, zuerst die Leiden des Patienten in ihrer Gesamtheit zu erfassen. Dazu gehören nicht nur alle körperlichen Beschwerden, sondern auch die Verfassung des Gemüts. Nur so können Homöopathen eine ganzheitliche Diagnose stellen und auf eine umfassende Heilung hinarbeiten.

Das Anamnesegespräch ist die wichtigste Aufgabe des Arztes; und sie ist eine hohe Kunst. Es dauert viele Ausbildungsjahre, sie umfassend zu erlernen, und auch später lernt ein guter Homöopath während seines langen Berufslebens von jedem Patienten etwas dazu. Auf der einen Seite soll der Patient nicht rasch zur bequemsten Diagnose gelotst werden. Seine Wahrnehmungen und Erfahrungen sollen so frei wie möglich erfragt werden. Und andererseits braucht das Gespräch immer wieder sanfte Führung. Würde jeder Patient wahllos erzählen, was ihm gerade auf der Seele brennt, dann käme kaum eine Anamnese über die ewigen Klassiker »quälende Kollegen, fehlerhafte Lebenspartner und unvollkommene Eltern« hinaus. Ohne Suggestivfragen zu stellen, müssen körperliche und seelische Verfasstheit abgefragt, vertieft und verstanden werden. Im Praxisalltag stoßen wir dabei auf verschiedene Probleme. Viele Patienten sind es nicht gewohnt, eine ganz individuelle Beschreibung ihrer Beschwerden zu geben. Der Rücken tut halt weh. Wie sich das anfühlt? Natürlich schlecht. Manche kommen gar nicht auf die Idee, von ihren blauen Flecken zu erzählen, sie haben sie selbst kaum zur Kenntnis genommen. Andere leiden stark unter ihren Pickeln und sprechen gleichzeitig kaum von ihren Rückenschmerzen – selbst wenn sie deswegen seit Monaten nicht mehr arbeiten können. Und noch schwieriger wird es bei der Gemütsverfassung. Über Gefühle wie anhaltende Apathie, also ein Gefühl innerer Lähmung, haben viele Menschen noch nie gesprochen. Nicht mit Freunden oder Verwandten, schon gar nicht mit einem Arzt. Gerade wegen dieser Vorstöße bis hinein ins Unbewusste nimmt eine Erstanamnese oft mehrere Stunden in Anspruch. Nicht unbedingt leichter ist der Fall von Patienten, die schon eine lange alternative Therapiegeschichte hinter sich haben und die assoziierfreudig und ganz ohne Berührungsängste ihr Seelenleben ausbreiten. Von Tantra bis Schamanismus haben sie es manchmal schon versucht. Dann ist eben mal Homöopathie dran. Und noch bevor die grundlegenden Beschwerden aufgenommen wurden, hat der Patient schon ein Panoptikum von New-Age-Mythologien ausgebreitet und verknüpft munter alle erdenklichen Bilder, Geschichten und Gefühle.

Jeder Mensch hat jedoch eine sehr eigene Wahrnehmung von sich, von seinen Krankheiten und davon, wie sie ihn beeinträchtigen. Diese Einsicht ist eigentlich schlicht, ja alltäglich. Die Patienten können sich in aller Regel sehr schnell an dieses Konzept gewöhnen und sich darauf einlassen. Umso erstaunlicher, dass sich die Schulmedizin gerade mit diesem Punkt so schwertut. Hier ist ein Rücken immer ein Rücken, und er ähnelt allen anderen Rücken – und sie alle funktionieren wie das Plastikskelett für die Anatomievorlesung.

Fairerweise lässt sich hier ergänzen, dass diese starren Weltbilder langsam in Bewegung geraten, mittlerweile sind immer mehr Kollegen aus der Schulmedizin der Ansicht, dass solche Vereinfachungen zu kurz greifen und den Patienten nicht gerecht werden. Trotzdem sieht der Arztbesuch für die meisten Patienten immer noch so aus: Auf eine lange kontemplative Phase im Wartezimmer folgt ein Arztgespräch von 7,6 Minuten (das ist der deutsche Durchschnitt), das Rezept stellt dann schon wieder die Sprechstundenhilfe nach Anweisung des Arztes aus. Bei chronischen Erkrankungen liegt dieser durchschnittliche Wert ironischerweise noch niedriger. Und doch ist es ausgerechnet die Homöopathie – eine auf den einzelnen Menschen ausgerichtete Naturmedizin ohne gefährliche Nebenwirkungen –, die die Öffentlichkeit so stark spaltet. Schon von Beginn an übrigens. Auf der einen Seite bedingungslose Zustimmung und auf der anderen beißende Ablehnung. Verbohrt, mitunter geradezu hysterisch haben beide Seiten von Anfang an darüber gestritten, wer im Recht ist.

FAZIT

Hahnemann formulierte drei Grundprinzipen der Homöopathie, die bis heute gelten:

1. Ein Mittel für alle Symptome des Kranken
2. Herstellung der Heilmittel durch Verdünnung und Verschüttelung der Ausgangssubstanz
3. Das Patientengespräch oder die Kunst der Anamnese

HAHNEMANNS TEMPERAMENT ALS HÜRDE FÜR DIE VERBREITUNG SEINER IDEE

Die Ursache für die Streitigkeiten von Hahnemann und seinen medizinischen Fachkollegen war in Hahnemanns Temperament zu finden. Er war zwar ein hochgebildeter, einfallsreicher Forscher und außerdem ein liebevoller Familienmensch, doch er konnte jähzornig und unsachlich sein, selbstgerecht und überheblich. Mit vielen Kollegen überwarf er sich, noch bevor er seine eigene Methode überhaupt entwickelt hatte. Und mit zunehmendem Alter gab er sich nicht eben versöhnlicher. Im Gegenteil. Halsstarrig und verbittert wetterte er nicht nur gegen die Methoden anderer Ärzte, sondern auch gegen viele Kollegen persönlich. Seine Unnachgiebigkeit in diesem Punkt ging so weit, dass er schließlich seinen eigenen Lebenstraum sabotierte.

Zwanzig Jahre nach dem Erscheinen seines »Organons« war aus Hahnemanns neuer Methode eine europaweite Bewegung geworden. Und sie verbreitete sich sogar auf anderen Kontinenten. Anhänger aus allen Teilen der Welt sammelten Spenden, um das erste homöopathische Spital der Welt zu gründen. Auf so ein Krankenhaus als Wahrzeichen seines Erfolges hatte Hahnemann sein ganzes Berufsleben lang gehofft. Schließlich wurde dieser Traum wahr, doch seine anfängliche Begeisterung für das in Leipzig gegründete Spital verflog sehr schnell. Denn die Ärzte dort behandelten nicht ausschließlich homöopathisch. Sie wählten eine pragmatische Mischung aus homöopathischen und anderen Methoden.

Das Krankenhaus hatte ohnehin keinen leichten Start, besonders die finanzielle Situation war von Beginn an angespannt. Hahnemann aber dachte gar nicht daran, das Pionierprojekt zu unterstützen. Erbost über den Abfall von seiner reinen Lehre,

begann er eine regelrechte Kampagne gegen jene »Halbho-
möopathen«, die er verachtete. Für ihn gab es eben nur einen
zulässigen Weg zur Heilung. Und er erwartete, dass seine
Nachfolger diesen ebenso kompromisslos beschritten wie er
selbst. Das erste homöopathische Krankenhaus jedenfalls hielt
der Zerreißprobe nicht stand. Es musste 1842 geschlossen werden, nicht einmal zehn Jahren nach seiner feierlichen Eröff-
nung.

Da Hahnemann die gesamte bestehende Medizin ablehnte, hatte er auch kein Interesse daran, von ihr anerkannt zu werden.
Wer ihn kritisierte, wurde mit Hohn und Spott überzogen. Und
Hahnemann war dabei sehr gründlich. Bald gab es im deutschsprachigen Raum kaum mehr eine medizinische Koryphäe, mit
der ihn nicht eine enge persönliche Feindschaft verband. Aber
auch seine Gegner waren nicht zimperlich. Besonders beliebt
wurde es, ihn als Geldschneider zu diffamieren, als einen
Scharlatan, der mit einer wirkungslosen Behandlung seine
Patienten schröpfe. Zwar hat Hahnemann arme Patienten zeitlebens umsonst behandelt, und der Vorwurf der Bereicherung
stand im grotesken Widerspruch zur jämmerlichen Armut der
Familie. Aber um solche Kleinigkeiten hat sich ein gutes Ge-
rücht bekanntlich noch nie gekümmert. Diese vielen Feind-
schaften fielen über kurz oder lang auch auf die Homöopathie
zurück und schließlich auf alle, die sie nutzten. Junge Mitstreiter zu finden blieb unter diesen Umständen gerade in Deutschland schwierig. Angehende Ärzte mussten sich sehr genau
überlegen, auf welche Seite sie sich schlagen wollten.

Wie können wir im Nachhinein beurteilen, ob Hahnemanns
private Auseinandersetzungen tatsächlich der Grund dafür waren, dass seine Methode so bedingungslos abgelehnt wurde?
Wäre es für seine Nachfolger heute leichter, wenn Hahnemann
sich umsichtiger und taktisch klüger verhalten hätte? Die Frage
bleibt offen. Doch wenn wir uns zum Vergleich einen ähnlichen
Fall anschauen, wird deutlich, wie die Einführung einer neuen

medizinischen Methode zum Erfolg werden kann. Auch in diesem Fall ging es darum, die Welt von einer geradezu unerhörten Therapie zu überzeugen.

FAZIT

Hahnemanns Lehre verbreitete sich nach und nach nicht nur in Europa, sondern auch auf anderen Kontinenten. In Deutschland, wo er lebte und wirkte, duldete er wenig Abweichung von seiner reinen Lehre und polemisierte gegen medizinische Fachkollegen, die ihn umgekehrt zum Narren erklärten.

HEILUNGSERFOLGE
STÄRKEN DIE HOMÖOPATHIE

Sigmund Freud hatte von Beginn an das Ziel, die Gesprächs-
therapie zum anerkannten Teil des wissenschaftlichen Dis-
kurses zu machen. Er nannte die gerade entwickelte Methode
Psycheanalyse (erst später wurde daraus die Psychoanalyse)
und hielt sich nicht damit auf, alle Nervenärzte seiner Zeit als
unfähige Stümper zu verunglimpfen. Stattdessen setzte er alles
daran, sie von der Wirksamkeit der neuen Methode zu überzeugen. Durch die Erfolge seiner Arbeit konnte er, trotz anfängli-
cher Widerstände, weite Teile von Fachwelt und Öffentlichkeit
gleichermaßen überzeugen. Und das, obwohl seine ödipale
Sexualtheorie für das arrivierte Wiener Bürgertum sicherlich
mehr Sprengkraft besaß als das Verdünnen und Verschütteln
von Heilpflanzen. Freud hielt zeitlebens virtuose Vorträge, die
heute ebenso faszinierend und leidenschaftlich wirken wie früher.

Natürlich haben auch die Vorreiter der Psychoanalyse provo-
ziert. Aber so wohldosiert, dass sich genügend aufgeschlossene
Zeitgenossen auf das neue Konzept einlassen konnten. Bis
heute gibt es keinen wissenschaftlichen Beweis für die Wirksamkeit von Psychoanalyse. Doch sie wird genutzt, da sich
zeigte, dass sie Menschen in schwierigen Lebenssituationen
helfen kann. Und wie selbstverständlich ersetzen Krankenkassen Therapien von bis zu dreihundert Stunden.

Im Gegensatz dazu steckt die Homöopathie in einem Gra-
benkrieg fest, der gerade seinen zweihundersten Geburtstag
gefeiert hat. Ironischerweise hat sich die Schulmedizin in dieser Zeit genau in die Richtung entwickelt, die Hahnemann so
dringend eingefordert hatte. Sie ist durch und durch naturwissenschaftlich und exakt geworden, die Zeiten des Aderlasses
sind längst vergessen. Nicht verändert aber hat sich ihre Ein-

stellung zu Hahnemann und seiner Methode. Heute ist es gerade die vermeintliche Gewissheit, »wissenschaftlich« im Recht zu sein, auf die sich die rigorose Ablehnung der Homöopathie begründet. Es gibt sehr viele Heilpraktiken, die wir noch nicht verstehen und deren Wirkweise einstweilen unerklärlich ist. Zum Beispiel die Akupunktur oder das autogene Training. Offenbar verändert selbst Meditation das menschliche Gehirn in positiver Weise. Auch hierzu gibt es kritische Stimmen. Dennoch sind diese neuen Behandlungsmethoden in relativ kurzer Zeit zu einem allgemein akzeptierten Teil unseres Gesundheitssystems geworden.

Für die Homöopathie hingegen gelten weiterhin die alten Maßstäbe, denn eine liebgewonnene Feindschaft geben wir Menschen nun mal ungern auf. Auch einige der Vorwürfe sind altvertraut, immer wieder ist von Betrug und Geldschneiderei die Rede. Es wäre schön, wenn sich mit Homöopathie tatsächlich so mühelos Geld anhäufen ließe, wie manche Kritiker jüngst wieder unterstellen. Bisher haben offensichtlich nur sehr wenige Homöopathen den Weg zu einem großen Einkommen gefunden – viele Homöopathen ergreifen sogar einen zweiten Beruf, um ihren Lebensunterhalt bestreiten zu können.

Es ist also kein ganz leichtes Erbe, das Homöopathen heute antreten. Doch neben den genannten Schwierigkeiten hinterließ Samuel Hahnemann vor allem eine neue, wirkungsvolle und einzigartige Methode. Eine Medizin, die sich trotz aller Kritik durchgesetzt und gehalten hat und deren Anhänger schon zu Hahnemanns Lebzeiten von Goethe über Charles Dickens bis ins englische Königshaus reichten.

Ein Kernanliegen dieses Buches ist es, bekannter zu machen, dass die Homöopathie aus Sicht der Naturwissenschaften kein pseudoreligiöser Unsinn ist. Den meisten Homöopathen und ihren Patienten aber muss man keine Vorträge mit wissenschaftlichen Pro- oder Contraargumenten halten. Im Alltag jeder guten homöopathischen Praxis gibt es Woche für Woche Heilungsverläufe, die für sich sprechen – und die einem Schulmediziner auch deswegen unangenehm sein können, weil man diesen Patienten nach der gängigen Lehrmeinung gar nicht mehr helfen konnte. Solche Einzelfälle sind natürlich kein durchschlagender Beweis im naturwissenschaftlichen Sinne. Aber sie motivieren Homöopathen dazu, den eingeschlagenen Weg beharrlich und unbeirrt weiterzugehen und auch gegen anhaltende Kritik zu verteidigen. Erst durch die Anzahl der konkreten und dauerhaften Heilverläufe zeigt eine Methode, was sie wirklich leisten kann.

Statt in jahrhundertelangem Streit zu verharren, könnten sich Schulmediziner und Homöopathen an dem Motto der Aufklärung ausrichten. Hahnemann hat es seinem »Organon der rationellen Heilkunde« vorangestellt. Es lautete »Sapere aude«. Den eigenen Verstand zu benutzen bedeutet, jeder steht selbst in der Verantwortung, zu entscheiden, was er für richtig und falsch hält. Es bedeutet, sich nicht bequem auf das zu verlassen, was andere gedacht und geschrieben haben. Das gilt für uns alle, für Tischler, Bäcker, Lehrer, Konzertpianisten, Investmentbanker und auch für Ärzte, für Schulmediziner und für Homöopathen. Die Wirksamkeit der einen Methode bedeutet nicht automatisch, dass eine andere überflüssig ist. Jede Medizin hat Vorzüge und Schwächen, im Sinne des Patienten sollte das Ziel immer die Wahl der jeweils bestmöglichen Behandlung sein.

FAZIT

Die jahrhundertealten Grabenkrämpfe der Schulmedizin und Homöopathie sind unnötig. Denn die Methoden erzielen beide Heilungserfolge, die ein friedliches Nebeneinander beider Therapien rechtfertigen, selbst wenn die Homöopathie in ihrer Wirkweise noch nicht erschöpfend erklärt werden kann.

EIN FALLBEISPIEL AUS DER PRAXIS: GEFANGEN IN EINEM NETZ IM MEER

Lea lernte ich im Reitstall kennen. Furchtlos wie ihre Mutter, saß sie vierjährig alleine auf dem größten Pferd im Stall. Blonde Locken rahmten ein charmantes Gesicht mit blaugrünen Augen. Im Gespräch war sie ungewöhnlich schüchtern und wich keinen Augenblick von der Hand der Mutter. Als ich die Mutter einige Wochen später alleine traf, erzählte sie, dass ihr Lea große Sorgen mache. Sie habe seit Monaten starke Schmerzen und Gelenkbeschwerden, vor allem in den Knien. Die Arthritis- und Rheumadiagnostik hatte keine eindeutige Diagnose ergeben. Lea war außerdem sehr anfällig für Infekte geworden. Das größte Problem für die Mutter war jedoch, dass sie ein Angstsyndrom entwickelte, das immer deutlicher zutage trat. Lea ging damals schon ein Jahr in den Kindergarten. Seit Ausbruch der Krankheit konnte sie es jedoch nur schwer ertragen, von der Mutter getrennt zu sein. Nicht einmal für einen kurzen Augenblick, selbst dann nicht, wenn sie mit ihrer besten Freundin spielte.

Da ich wusste, dass die Familie unmittelbar am Waldrand lebte, fragte ich mich, ob diese Kombination aus körperlichen und seelischen Veränderungen nicht auf einen Zeckenbiss zurückgehen könnte, und schlug eine Borreliendiagnostik vor, wusste aber nicht, ob die Eltern meinem Rat folgten. Einige Wochen später hatte sich das Paniksyndrom verschärft. Die Mutter wollte ihren Beruf aufgeben, da ein Kindergartenbesuch der Tochter ohne begleitende Mutter nicht möglich war. Die Kindergärtnerinnen bestanden jedoch darauf, dass die Mutter nach Hause ging. Lea weinte und schrie dann so untröstlich, dass die Mutter sie täglich innerhalb der ersten Stunde wieder abholen musste. Ich fragte nach dem Borrelientest. Der Test war noch nicht durchgeführt worden. Die Eltern hatten keine Zecke bemerkt. Ich riet noch einmal zu dem Test, da ich durch eine Zusammenarbeit mit der mikrobiologischen Forschungsabteilung der Uni wusste, dass Zeckenbisse in mehr als der Hälfte der Fälle unbemerkt bleiben. Es zeigte sich, dass bei Lea bereits ein Spätstadium III der Erkrankung vorlag. Ein solches Spätstadium bedeutet für die Betroffenen, dass trotz der Therapie mit sehr starken und hochdosierten Antibiotika körperliche und seelische Beschwerden oft lebenslang bestehen bleiben. Zu diesen zählen rheumaartige Gelenkschmerzen mit zunehmender Gelenkdegeneration, MS-artige Spätfolgen im Gehirn, eine ausgeprägte Neigung zu Erschöpfung im Sinne eines echten Burn-outs sowie Ängste und Depressionen. Ein Spezialist führte daraufhin eine Antibiotikatherapie durch, und nachweislich wurden die Borrelien im Körper abgetötet. Doch weder die Gelenkschmerzen noch das Paniksyndrom wurden gelindert oder verschwanden.

Einige Monate später hatte auch die Anfälligkeit für Infekte noch einmal zugenommen, und Lea erhielt in immer kürzeren Abständen Antibiotika. Diese mitunter lebensrettenden Medikamente können bei häufiger Gabe die symbiotische Darmflora dauerhaft schädigen und so das Immunsystem deutlich schwächen.

Zu Beginn unserer Gespräche mit den Eltern hatte ich einmal erwähnt, dass es lohnend sein könne, eine Therapie nach homöopathischer Methode auszuprobieren, allerdings müsse das Arzneimittel genau bestimmt werden. Ähnlich wie Jahre zuvor bei mir und meinem Mann, war dies für die jungen Eltern jedoch lange keine Option. Doch mit den vielen Infekten, die Lea schwächten, verstärkte sich auch das Angstsyndrom. Lea genügte es inzwischen nicht mehr, dass die Mutter im selben Zimmer war. Sie musste selbst im eigenen Haus oder bei wöchentlichen Veranstaltungen, die Lea besuchte, ununterbrochen im Blickfeld der Tochter sein. Lea brach sonst sofort in Panik aus. Weder Kinderärzte noch Fachärzte wussten Rat. An diesem Punkt fragte die Mutter schließlich, ob eine homöopathische Behandlung vielleicht doch sinnvoll wäre. Wir wollten den Versuch wagen. Lea, ihre Mutter und die väterliche Großmutter kamen zusammen in die Praxis.

Die Diagnose lautete:

* Chronische, schmerzhafte Knie- und Gelenkbeschwerden
* Borrelieninfektion im Stadium III
* Yersiniose (bakterielle Krankheit, wird durch Zecken übertragen)
* Angstsyndrom
* Chronisch rezidivierende Infekte (immer wiederkehrende Infekte)

Zuerst saßen Mutter und Tochter nebeneinander. Ich fragte Lea, ob sie sich an unser letztes Treffen erinnere. Ohne zu antworten, schlüpfte sie auf den Schoß der Mutter, drehte die Augen deckenwärts und bäumte den Körper nach hinten. Die Mutter war beunruhigt.

Nun war der sorgfältig vorbereitete Termin endlich da. Die Großmutter war am Tag vorher von weither angereist, um die Enkelin zu betreuen, falls ich mit der Mutter alleine sprechen müsste. Alle drei waren an diesem Tag vom Land zusammen in die Stadt gefahren. Und nun reagierte die Tochter panisch und antwortete nicht. Ich schlug vor, das Kind den Weg der Verständigung wählen zu lassen, sich durch Worte oder Verhalten auszudrücken. Hinter den langen Haaren der Mutter versteckt, begann Lea auf meine behutsam gestellten Fragen ins Ohr der Mutter zu antworten. Die Mutter sprach dann die Antworten des Kindes laut aus.

Viele Antworten, die Lea gab, kreisten um Tiere. Sie entspannte sich zusehends und sprach freier. Am liebsten spiele sie mit ihren Kaninchen und Meerschweinchen. Oder mit den neugeborenen Hunden, die die Familie züchtete. Sie ritt, sie beschäftigte sich mit den Enten oder Hühnern und fürchtete sich auch nicht sonderlich vor den Ratten, die seit einigen Tagen als ungebetene Gäste aus dem Wald heraus über das Grundstück huschten. Sie träumte von Wölfen und Löwen, die sie leckten oder kniffen. Ohne jedes Anzeichen von Furcht berichtete sie von dem nächtlichen Spiel mit ihnen in ihren Träumen.

Als sie zunehmend Vertrauen gefasst hatte, begann ich vorsichtig nach ihren Ängsten zu fragen. Wieder bäumte sie sich auf, bog ihren Körper nach hinten und wollte nicht antworten. Ich sagte, dass ich als Kind viele Ängste hatte. Sie flüsterte wieder in das Ohr ihrer Mutter und wisperte schließlich, dass die größte Furcht sei, »*dass Mama mich nicht rettet*«.

Ich fragte behutsam, was denn geschehe, wenn eine Mama ihr Kind nicht rette. Stockend antwortete sie: »*Wenn da ein Mann ist und mir was tut. Mit mir weggeht.*«

»Was kann denn mit einem kleinen Mädchen passieren, wenn ein Mann da ist und mit ihr weggeht?«, fragte ich »*Dass er mich einsperrt.*«

»Ich verstehe, ein Mann kann ein Kind mitnehmen und einsperren. Erzähle mir mal, wo und wie kann ein Mann ein Kind einsperren?«

»*In ein Netz. Am Nordpol.*«

Diese Schilderung verwirrte mich. Das kleine Mädchen wirkte zwar ängstlich und war doch in dem, was sie erzählte, vollkommen klar und sicher.

Ich fragte weiter: »Wie sieht es denn da aus, wo ein kleines Mädchen von einem Mann eingesperrt sein kann?«

Wieder antwortete sie ganz unbeirrbar sicher: »*Da ist Schnee. Schnee und Eis.*«

Ihre Panik nahm sichtbar zu. Ich sagte, dass ich jetzt nur noch eine Frage habe und Lea dann zur Großmutter ins Wartezimmer gehen könne: »Wer kann denn da im Wasser eingesperrt sein?«

»*Ich und Sabrina*« (ihre beste Freundin).

Die Mutter brachte sie wie versprochen ins Wartezimmer und kam sichtlich bewegt zurück. Am liebsten wäre sie sofort zurückgegangen, weil ihr Kind so panisch war. Da sie mir aber einmal berichtet hatte, dass sie dieselben Ängste als Kind verspürt hatte, wollte ich das Gespräch mit ihr fortführen. Ich fragte sie, ob Lea Vertrauen zu der Großmutter habe. Das war eindeutig der Fall. Und so setzten wir die Anamnese mit der Geschichte der Mutter fort.

Ihr schweres Paniksyndrom hatte sich nach einer Äthernarkose entwickelt. Sie hatte während der Narkose fürchterliche Träume: »Ich war gefesselt an Händen und Füßen. Ich habe den Bauchgurt als Horror empfunden. Ich hatte ganz schreckliche Alpträume: Als wenn ich in einem zähen Kaugummi-Strudel abwärts abgesaugt werde, in einem Strudel wie in einer Badewanne. Als wäre ich gefangen, ohne mich richtig bewegen zu können. Als ob ich tot wäre und nicht mehr ins Leben zurückkehren kann.«

Ich kannte die junge Frau bisher als unerschrockene, resolute Reiterin, unter deren Regie sich selbst die wildesten Pferde schnell beruhigten. Zu meinem Erstaunen fuhr sie fort: *»Das war mein ausschlaggebendes Erlebnis in meinem ganzen Leben. Woran ich jahrelang – jetzt noch – zu knacken habe.«*

Sie hatte seither Angst, alleine zu schlafen, Angst vorm Dunkeln, Angst vorm Fahrstuhl, Angst vorm Flugzeug. Der Hausarzt hatte ihr als Kind Beruhigungsmittel verschrieben. Ansonsten war sie mit ihrer Verzweiflung alleine geblieben.

Am Ende der Anamnese bat ich sie, die Augen zu schließen und innere Bilder aufsteigen zu lassen. Ich fragte sie, wo es diese Phänomene ganz genau noch einmal in der Natur gebe, exakt so, wie sie sie aus ihrer inneren Erfahrung kenne. Sie schloss die Augen, und es blieb eine Zeitlang sehr still im Raum. Dann antwortete sie:

»Es ist im Wasser – komisch –, da wo Lea schon nah dran war.«

Nach einer weiteren suchenden Pause sagte sie:

»Dass man da abwärtsgesogen wird, wie in einem Strudel. – Im Wasser, im See, im Meer. – Wenn man vielleicht gefressen wird. – Von einem großen Hai, der einen lebendig als ganzes Stück verschluckt. Es sind Robben.«

Außer ein paar niedlichen Robbenbildern, die ich irgendwo gesehen hatte, wusste ich so gut wie nichts über diese Tiere. Ich begann zu recherchieren.

Der Heuler ist ein Robbenjunges, das seine Mutter verloren hat. Jedes Mal, wenn eine junge Robbe die Mutter aus dem Blickfeld verliert, beginnt sie sofort zu heulen. Selbst wenn es nur ein paar Wellenberge sind, die beide voneinander trennen. So gelingt es dem Jungen meist, die Mutter zurückzurufen. Ohne Mutter ist es nicht lebensfähig. Tatsächlich sind Robben die Lieblingsnahrung von Haien. Haie schwimmen in großer Tiefe unmittelbar unter eine junge Robbe, stoßen nach oben, greifen sie mit dem Maul und ziehen sie ohne jede Vorwarnung nach unten. Die junge Robbe, die sich noch bis zum letzten Augenblick wehrt, wird so wie in einem unentrinnbaren Strudel in die Tiefe gerissen.

Nach dieser Anamnese folgte die Behandlung von Lea.

Zwei Wochen nach der ersten Mitteleinnahme telefonierte ich mit der Mutter. Sie erklärte mir, bisher habe sie keine Veränderung an Lea bemerkt. Ich fragte nach dem Besuch des Kindergartens. Sie sagte, das könne sie nicht beurteilen, da der Kindergarten wegen der Sommerferien noch geschlossen sei. Ich fragte, ob sonst etwas los gewesen sei.

Na ja, antwortete sie, Lea mache in der letzten Zeit einige Dummheiten. Gestern habe sie eine ganze Tüte Mehl ziemlich gleichmäßig im Haus verstreut. In den Tagen davor hatte sie einen Flakon mit einem teuren Parfüm sorgfältig über die Räume versprüht. »Kann es sein, dass Sie nicht mehr immer in ihrem Blickfeld sein müssen?«, fragte ich. Es wurde einen Moment still in der Leitung. »Ja, das stimmt.« Einige Wochen später telefonierten wir wieder. Lea war nach den Ferien ohne Aufhebens zurück in den Kindergarten gegangen, spielte nachmittags bei ihren Freundinnen und hatte in den zwei Monaten nach Therapiebeginn keinerlei Infekte mehr gehabt. Auch über die Schmerzen in den Gelenken klagte sie nicht mehr.

Als ich die Mutter einige Wochen später beim Reiten traf, sagte sie, dass es Lea weiter gut gehe. Ihr Mann lehnte jedoch eine weitere Behandlung oder Konsultation ab, da Homöopathie unwissenschaftlich sei.

Vier Monate nach Behandlungsbeginn rief sie erneut in unserer Praxis an. Bei Lea kehrten die alten Ängste unvermittelt ohne erkennbaren Auslöser zurück. Die Mutter hatte sich entschlossen, doch noch einmal einen Termin zu vereinbaren, und wir wollten uns in der darauffolgenden Woche treffen. Am nächsten Abend klingelte unser privates Telefon. Lea hatte hohes Fieber, und der Vater, der von einer Dienstreise zurück war, wollte, falls das möglich sei, das Arzneimittel selbst bei uns abholen. Er kam den weiten Weg durch die Nacht, nahm das Arzneimittel, bedankte sich freundlich und fuhr wieder los. Lea stabilisierte sich noch in der Nacht und ging wieder ganz normal in den Kindergarten. In den folgenden sechzehn Monaten nahm sie das Mittel nur zweimal; das erste Mal hatte sie wieder einen Infekt gehabt. Acht Monate später ging es ihr gut, sie entwickelte jedoch eine Pferdehaarallergie. Diese heilte wie ihre anderen körperlichen Beschwerden in den Monaten nach der erneuten Einnahme aus.

Fast zwei Jahre nach der Erstanamnese klingelten die Eltern mit ihrem Kind am Wochenende an unserer Tür. Lea war plötzlich so erkrankt, dass mein Mann alle drei unangekündigt an mein Bett führte, in dem ich gerade saß und ein Seminar vorbereitete. Auf dem Boden vor mir hockte die ganze Familie. Lea hatte über 40,5 Grad Fieber. Der Notarzt hatte echten Scharlach diagnostiziert und ein Antibiotikum verschrieben. Die Eltern wollten es nach den bisherigen Erfahrungen mög-

lichst nicht geben und waren auf dem Rückweg von der Not-
fallambulanz vorbeigekommen. Ich riet, das Antibiotikum unbedingt zu kaufen.

Bei Scharlach besteht ein erhöhtes Risiko, während der Erkrankung die Herzklappe zu schädigen. Auf Wunsch der Eltern gab
ich dem Kind das homöopathische Mittel. Wir vereinbarten, sie
sollten spätestens in drei Stunden anrufen und berichten. Als
sechs Stunden vergangen waren, rief ich voller Unruhe an. Die
Mutter sagte fröhlich ins Telefon, Lea spiele im Wohnzimmer
und gehe morgen wieder in den Kindergarten. Diesmal über-
kam mich die Panik. Ich fragte genau nach Fieber, Scharlach-
pusteln, Halsschmerzen und der typischen Halsrötung. Das
Fieber war tatsächlich gefallen, und die Rötungen waren rück-
läufig. Mit Mühe konnte ich die Eltern überzeugen, dass ein
Kindergartenbesuch erst dann angebracht sei, wenn der Strep-
tokokkenabstrich im Hals nachweisbar negativ ausfalle und
keine Ansteckungsgefahr für andere Kinder mehr bestehe.
Dass Lea aus meiner Sicht noch ins Bett gehörte, war nicht
durchsetzbar. Wie ich später ungläubig hörte, war Lea ab diesem Nachmittag stabil und gesund geblieben. Die Mutter gab
ihr von diesem Zeitpunkt in sehr großen Abständen das Mittel
selbstständig, wenn sie einmal erkrankte.

Neulich habe ich mit Lea selbst und dann mit der Mutter telefoniert. Lea ist eine sehr gute Schülerin, ohne dass es sie große
Mühe kostet. Neun Jahre nach Behandlungsbeginn hat sie sich
zu einem sehr gesunden, lebensfrohen und abenteuerlustigen
Mädchen mit großem Freundeskreis entwickelt. Ihre fast ver-
gessene Geschichte hat sie mit Interesse gelesen und zur Publi-
kation freigegeben. Danke, Lea!

Freilich kann nur ein sehr ansehnlicher Vorrat (...) gekannter
Arzneien uns in den Stand versetzen, für jeden der unendlich
vielen Krankheitszustände der Natur, für jedes Siechtum in der
Welt ein homöopathisches Heilmittel, ein passendes Analogon
auszufinden.
Aus Hahnemanns »Organon der Heilkunst« (§ 145)

HOMÖOPATHIE IST NICHT
GLEICH HOMÖOPATHIE

Samuel Hahnemann hat sicherlich kein leichtes oder gar bequemes Leben gelebt. Seine Ehefrau Johanna starb im Jahr 1830, nach fast fünfzig Ehejahren, in Köthen, der letzten Station ihrer gemeinsamen Wanderjahre. Und es sah ganz so aus, als würde auch ihr Mann hier als verarmter Witwer sterben. Doch einige Jahre nach Johannas Tod verliebte sich Hahnemann noch einmal. Er war fast achtzig, als er in zweiter Ehe eine Verehrerin heiratete, die aus Paris zu ihrem Idol gereist war, um sich behandeln zu lassen. Hahnemann und Melanie d'Hervilly ließen sich unverzüglich in Köthen trauen, sehr zum Erstaunen seiner zahlreichen Kinder. Anschließend brachen die Frischvermählten gemeinsam nach Paris auf, um dort zu leben. Hahnemann eröffnete eine Praxis.

Neben Jugend und Schönheit besaß Melanie den Vorzug unerhörten Reichtums, sie gehörte zur Spitze der französischen Hautevolee. Zudem hatte sie ein sehr gutes Gespür für das, was wir heute Öffentlichkeitsarbeit oder PR nennen. Sie machte den alten grantelnden Arzt aus der deutschen Provinz zu einer Attraktion des Pariser Gesellschaftslebens. Jeden Tag standen die Menschen vor seiner Praxis Schlange, oft bis auf die Straße hinaus. Arme genauso wie Reiche und immer wieder Prominente. Der Geiger Paganini war in dieser Zeit einer von Hahnemanns bekanntesten Patienten. So verbrachte der Arzt seinen Lebensabend in unerwartetem Wohlstand und in Anerkennung, arbeitete und forschte dabei unermüdlich weiter bis zu seinem Tod im Jahr 1843.

»Macht's nach, aber macht's genau nach«, das hatte er seinen Nachfolgern am Ende des Organons mit auf den Weg gegeben. Doch bei denen gingen die Meinungen auseinander, wie genau man es mit »genau« zu nehmen hatte. Die Folge war, dass in den letzten zweihundert Jahren gleich eine ganze Reihe homöopathischer Schulen entstanden. Viele von ihnen gibt es bis heute, und die wichtigsten seien in groben Zügen skizziert. Denn was sie unter Homöopathie verstehen, ist zum Teil sehr verschieden, und das hat natürlich Konsequenzen für die Patienten.

Zumindest in einem Punkt blieb man den alten Grundsätzen treu, nämlich bei der Herstellung der Heilmittel. Hahnemann hatte im Laufe seines Lebens anhand seiner ausführlichen Studien immer weiter verfeinerte Anweisungen zur Mittelherstellung gegeben. Diese Arbeitsanweisungen wurden später vereinheitlicht, standardisiert und in Arzneimittelbüchern, sogenannten *Pharmakopöen,* zusammengefasst. Alle großen Hersteller homöopathischer Heilmittel halten sich auch heute noch genau an diese Regeln.

Lediglich eine Ergänzung hat in diesem Bereich stattgefunden, und sie ergab sich ganz natürlich aus dem wissenschaftlichen Fortschritt nach Hahnemanns Tod. Homöopathische Präparate wurden schon immer aus nahezu allen bekannten Stoffen hergestellt. Aus Pflanzen, aus Tieren (zum Beispiel aus einer kleinen Blut-, Milch- oder Fellprobe) und aus anorganischem Material wie Gestein, Metallen oder Salzen. Viren und Bakterien aber waren zu Hahnemanns Zeiten noch nicht bekannt. Nach ihrer Entdeckung lag es nahe, auch sie nach dem Simile-Prinzip zu nutzen und zu Heilmitteln zu verarbeiten. Der Erste, der diese Idee in die Tat umsetzte, war der amerikanische Homöopath Dr. Henry C. Allen. Im Jahr 1910 stellte er die Ergebnisse seiner Forschung vor. Er hatte aus Stoffwechselprodukten und erkranktem Gewebe wie Tumoren neue Mittel hergestellt und sie als Nosoden und Sarkoden bezeichnet. Diese Nosoden und Sarkoden blieben die einzige nennenswerte Erweiterung der Arzneimittellehre, und auch sie beruhen streng genommen direkt auf den althergebrachten Grundsätzen.

So wuchs die Zahl der verfügbaren Mittel mit den Jahren immer weiter, und mittlerweile stehen uns etliche tausend zur Verfügung. Eine sehr dynamische Entwicklung gab es auf dem Gebiet der Anamnese und der ärztlichen Systematik. Denn ohne engagierte und umtriebige Nachfolger wäre die Methode nach dem Tod ihres Begründers wahrscheinlich schnell in Vergessenheit geraten.

Bönninghausen: Lieblingsschüler und Nachfolger Hahnemanns

Hahnemanns Zeitgenosse Clemens Maria Franz von Bönninghausen war ursprünglich kein gelernter Mediziner, sondern Jurist im holländischen Staatsdienst. Trotzdem wurde er zu einem bedeutenden Homöopathen, der viele folgende Generationen prägen sollte und der sich mit Leidenschaft der Verbreitung dieser Heilkunst verschrieb. Er war unter ziemlich dramatischen Umständen auf die noch junge deutsche Bewegung aufmerksam geworden. Im Jahr 1827 hatte man bei ihm Tuberkulose diagnostiziert. Diese Lungenkrankheit galt damals als unheilbar und verlief sehr oft tödlich. Bönninghausen war gerade einmal zweiundvierzig Jahre alt, als sich die Tuberkulose stark verschlimmerte. Seine Ärzte sagten ihm, sie könnten nichts mehr tun, sein Tod stünde unmittelbar bevor. Er schrieb Briefe an seine Freunde und informierte sie darin über seinen schlimmen Zustand; es waren Abschiedsbriefe.

Unter diesen angeschriebenen Freunden war auch ein Botaniker, der zu den ersten homöopathiebegeisterten Deutschen überhaupt zählte. Er wollte mit seinem neu erworbenen Wissen helfen und ließ sich Bönninghausens Symptome in einem weiteren Brief genauer schildern. Er riet zu einer unverzüglichen Behandlung mit Pulsatilla-Globuli. Bönninghausen, der ohnehin keine andere Möglichkeit auf Heilung hatte, folgte dem Rat des Freundes. Die Behandlung schlug sehr schnell an, und im Sommer 1828 wurde der vermeintlich Todgeweihte für geheilt erklärt. Diese glückliche Rettung kam ziemlich unverhofft, und sie weckte verständlicherweise Bönninghausens Interesse. Er nahm direkten Kontakt zu Hahnemann auf, und es entwickelte sich schnell eine Freundschaft. In den nächsten Jahren wurde er zu einem leidenschaftlichen Verfechter der Homöopathie und versuchte, an den Universitäten von Münster und Groningen neue Mitstreiter zu gewinnen. Allerdings mit mäßigem Erfolg. Zwar behandelte er selbst auch als Homöopath, aber zunächst nur inoffiziell. Als Jurist konnte er schließlich nicht einfach eine eigene Arztpraxis eröffnen. So verlegte er seinen Eifer darauf, die homöopathische Systematik zu verbessern.

Konkret widmete er sich der stetig wachsenden Menge von Prüfungen neuer Mittel. Unser Beispiel Arnika hat es bereits gezeigt: Bei einer Arzneimittelprüfung werden viele ganz verschiedene Symptome gesammelt. Wenn man nun all diese Symptome eines Mittels anhäuft und gleichwertig auflistet, entsteht am Ende ein unübersichtliches Wirrwarr. Bönninghausen führte selbst Prüfungen neuer Mittel durch. Und er kam zu der Auffassung, dass dabei nicht alle Beobachtungen gleich bedeutsam waren.

Er fand heraus, dass die beobachteten Symptome nicht einfach nur gesammelt und von Kopf nach Fuß sortiert werden sollten, sondern dass sie zunächst eher als Rohmaterial angesehen und vom Prüfer interpretiert werden müssten. Was er jeweils suchte, war ein roter Faden, der sich durch die Prüfung zog wie

»durch die Taue der englischen Marine«. Also jene körperlichen und seelischen Symptome, die ganz besonders typisch für ein Mittel sind. Entsprechend entwickelte er sogenannte *Allgemeinsymptome* und *Begleitsymptome*. Sein Ziel war es, aus den gesammelten Prüfungen übersichtliche Nachschlagewerke zu erstellen, in denen sich ein Arzt bei seiner täglichen Arbeit schnell und zuverlässig zurechtfindet.

Mit seiner verfeinerten Systematik konnte Bönninghausen beachtliche Erfolge bei der Behandlung von Patienten erzielen. Eine der ersten von ihnen war die berühmte Dichterin Annette von Droste-Hülshoff. Durch sie wissen wir auch, dass sich der medizinische Quereinsteiger vor Patienten bald schon nicht mehr retten konnte. Und da er mit seinen Bemühungen offensichtlich großen Erfolg hatte, wurde ihm 1843 per königlichem Dekret die Ausübung der ärztlichen Tätigkeit erlaubt. Bönninghausen eröffnete also offiziell eine Praxis. Er sollte schließlich das für ehemals Tuberkulosekranke bemerkenswerte Alter von nahezu achtzig Jahren erreichen. Seine Studien setzte er aber fort und hinterließ der Nachwelt ein beachtliches Quantum an theoretischen Schriften, Aufzeichnungen und Patientendokumenten.

Constantin Hering: Export in die Neue Welt

Bönninghausen war einer der wichtigsten, aber durchaus nicht der einzige Schüler Hahnemanns, der die Homöopathie weiterentwickelte und prägte. Ein junger Medizinstudent namens Constantin Hering hatte in den 1820er Jahren den Auftrag erhalten, eine vernichtende Arbeit über die gerade bekannt werdende Homöopathie zu verfassen. Die Nachforschungen für seinen geplanten Verriss dauerten zwei Jahre. Nach und nach legte sich dabei Herings Abneigung, und schließlich fing er selbst Feuer. Er bemühte sich, mit Hahnemann in Kontakt zu kommen, und auch zwischen diesen beiden entstand bald eine Freundschaft. Hering erlernte die Homöopathie und verlegte sich bald ganz auf die neue Methode. Seiner Dissertationsschrift über seine Erfahrungen dazu gab er den programmatischen Titel »Von der Medizin der Zukunft«.

Nach seiner Promotion erhielt der frischgebackene Arzt eine für damalige Zeiten ganz außerordentliche Gelegenheit. Man unterbreitete ihm das Angebot, eine wissenschaftliche Expedition nach Südamerika zu begleiten. Hering ergriff die Chance und begab sich auf eine Reise, die sich als äußerst folgenreich erweisen sollte. Denn er hatte auf dieser Expedition Zugriff auf eine ganz neue Tier- und Pflanzenwelt. Hering war voller Neugier und Tatendrang, er begann mit der Herstellung bisher unbekannter und exotischer homöopathischer Heilmittel, zum Beispiel aus Schlangengiften. Diese neuen Mittel testete er auch selbst; vielleicht etwas zu eifrig, denn er zahlte für seinen Forscherdrang einen hohen Preis. Zu dieser Zeit waren die Vorgaben für den Verdünnungsprozess noch nicht so exakt festgeschrieben, man experimentierte noch mit höheren Dosierungen. Bei der Prüfung von Lachesis, einem Mittel aus dem Gift der Buschmeisterschlange, nahm Hering eine deutlich zu hohe Dosis ein. Die Folge war eine lebenslange Lähmung seines rechten Arms. Doch solche Rückschläge konnten ihn nicht lange ausbremsen. Unbeirrbar führte er seine Forschungen in Amerika fort.

Schon bald nach seiner Heimkehr von der ersten Reise zog es Hering wieder auf den neuen Kontinent, diesmal in die USA. Er hatte das Ziel, Hahnemanns neue Medizin auch in Amerika bekannt zu machen, also gründete er dort kurzerhand eine Schule für Homöopathie. Es war die erste der Welt, und ihr sollten schnell weitere folgen, besonders in den Vereinigten Staaten. 1867 wurde Hering zum Mitbegründer des Hahnemann Medical College in Philadelphia, der weltweit ersten Universität, an der Homöopathen ausgebildet wurden. Etwas

später gründete man zusätzlich ein homöopathisches Krankenhaus. Und was in Deutschland gescheitert war, wurde in den
Vereinigten Staaten zu einem Erfolg, sowohl das College als
auch das Krankenhaus konnten sich langfristig etablieren.

In den nächsten Jahrzehnten zeigte sich, dass Hahnemanns
Methode in der Neuen Welt besonders nachhaltig Fuß fassen
konnte, fernab der festgefahrenen alten Fehden der Heimat. In
Amerika erlebte die Homöopathie einen regelrechten Boom.
Hering hatte ein Talent dafür, Kollegen nicht zu verprellen,
sondern zu begeistern und mit ins Boot zu holen. Es entstanden
rund zwanzig Colleges und mehr als einhundert Krankenhäuser, die sich ganz der Homöopathie verschrieben. Die amerikanischen Homöopathen entwickelten ein völlig neues Selbstbewusstsein. Im frühen 20. Jahrhundert sammelten sie Spenden,
um in Washington, D.C., ein pompöses Denkmal für Hahnemann zu erbauen. Und noch immer sitzt er am Scott Circle auf
einem Sockel, in den sein Grundsatz »similia similibus curentur« in Stein gehauen ist, und blickt majestätisch hinab auf die
Hauptstadt der USA.

Als einer der besonders wichtigen Nachfolger Hahnemanns
gilt Constantin Hering außerdem, weil er grundlegende Regeln
der homöopathischen Heilkunst beobachtet und festgehalten
hat. Er erkannte, dass es im Verlauf einer gelungenen ganzheitlichen Heilung verschiedene Entwicklungsstadien gibt. Zum
Beispiel, dass viele Symptome in umgekehrter Reihenfolge
ihres Auftretens auch wieder verschwinden. Und dass eine
Heilung in der Regel von oben nach unten und von innen nach
außen erfolgt, von den lebenswichtigen Organen hin zu den
weniger wichtigen. Diese Entdeckungen sind für Ärzte bei
ihrer Arbeit sehr hilfreich. Denn so kann man erkennen, dass
man auf einem guten Weg ist, selbst wenn nicht alle Beschwerden des Patienten schlagartig verschwinden. Wenn sich aber
zuerst im Gemüt und dann bei den Verdauungsstörungen eine
deutliche Besserung abzeichnet, dann sieht es, salopp formu-

liert, auch für die Schuppenflechte gut aus. Mittlerweile sind diese Beobachtungen auch als *Heringsche Regel* bekannt.

Mit der wachsenden Beliebtheit der Homöopathie war auch die Zahl der verfügbaren und getesteten Mittel immer weiter gewachsen. Das hatte natürlich den großen Vorteil, dass sich die Chancen stetig verbesserten, ein genau passendes Mittel für jeden Patienten zu finden. Es führte in der Praxis aber auch zunehmend zu Problemen. Kein Homöopath konnte die vielen tausend möglichen Symptome der damals schon bekannten zweihundert Mittel im Kopf behalten. Und wenn nun ein Patient mit einem seltenen Krankheitsbild kam, konnte der Arzt schlecht alle je veröffentlichten Prüfungen durchwälzen, bis er zufällig in einer Materia Medica auf die eine richtige stieß. Was also dringend gebraucht wurde, war ein neues und übersichtliches Nachschlagesystem für die stetig zunehmende Zahl der Mittel.

JAMES TYLER KENT UND DIE ENTWICKLUNG DES REPERTORIUMS

Der 1849 geborene James Tyler Kent war ein aufstrebender Schulmediziner, der es mit nur achtundzwanzig Jahren zum Anatomieprofessor in St. Louis gebracht hatte und der von der Homöopathie zunächst einmal gar nichts hielt. Ähnlich wie bei Bönninghausen änderte sich seine Einstellung, als er Zeuge einer überraschenden Rettung wurde. Seine erste Frau Ellen starb kurz nach der Hochzeit mit nur neunzehn Jahren. Und auch seine zweite Frau Lucy erkrankte nach zwei Ehejahren schwer. Mit herkömmlicher Medizin konnten ihr Mann und seine Kollegen der jungen Frau nicht helfen, und es sah so aus, als würde auch sie noch vor ihrem dreißigsten Geburtstag sterben. Schließlich ließ Kent sich widerwillig auf eine homöopathische Behandlung durch seinen Kollegen Richard Phelan ein. Lucy Kent erlangte ihre Gesundheit in einer an ein Wunder grenzenden Heilung zurück. Aller ursprünglichen Skepsis zum Trotz wurde Kents Neugier geweckt. Er ließ sich von Phelan in die Homöopathie einführen, bildete sich fort und wandte sich schließlich ganz dieser Methode zu. Er ging sogar so weit, seine Stelle an der Universität aufzugeben; später sollte er dafür mit einer Professor für Homöopathie entschädigt werden – an einem nach Constantin Hering benannten College.

Bei seiner neuen Arbeit wurde Kent auch auf die Schwächen bei der Systematisierung der Mittel aufmerksam und fand eine einfache Lösung dafür. Er erstellte neue Nachschlagewerke, die sogenannten *Repertorien*. Er sammelte dafür sämtliche je beobachteten Krankheitssymptome und ordnete sie in einem alphabetischen Index. Zu jedem Symptom führte er dann alle Mittel auf, bei deren Prüfung es ursprünglich aufgetreten war. Man könnte sagen, Kent sortierte die bereits vorhandenen

Nachschlagewerke einmal komplett um und stellte sie vom Kopf auf die Füße. Diese Repertorien sind auch heute noch ein unentbehrliches Arbeitsmaterial für jeden Homöopathen. Wann immer ein Patient ein unbekanntes Krankheitsbild beschreibt, kann der Homöopath die verschiedenen Symptome zunächst einzeln nachschlagen.

Nehmen wir an, ein Patient schildert Hautreizungen, häufige Hämatombildung, Unentschlossenheit und Todesträume. Der Homöopath schlägt diese Symptome nach, und nur vergleichsweise wenige Mittel werden auf die Gesamtheit der beschriebenen Symptome passen. So kann der Kreis der möglichen Mittel schnell eingegrenzt werden. Aus ihnen kann der Arzt dann in einem zweiten Arbeitsschritt das genau passende Mittel heraussuchen. Kent war streng genommen nicht der Erste, der die Idee der Repertorien umsetzte. Er griff dabei ein altes System von Hahnemanns Schüler Clemens von Bönnighausen auf, der bereits ein erstes Repertorium erstellt hatte. Doch Kent war der Erste, der dieses Konzept konsequent auf alle bekannten homöopathischen Mittel ausweitete und damit die Arbeit für viele Generationen von Homöopathen revolutionierte. Offensichtlich hatte sich vor ihm keiner dieser Herkulesaufgabe gewachsen gefühlt. Heute hat sich diese Arbeit durch den technischen Fortschritt übrigens noch einmal vereinfacht. Mittlerweile gibt es digitale Nachschlagewerke, mit deren Hilfe man in wenigen Sekunden Informationen zu den in Frage kommenden Mitteln erlangt. Statt unsere Zeit also mit dem Wälzen schwerer Sammelbände zu vergeuden, schlagen wir uns heute lieber mit den überbordenden Möglichkeiten moderner Computer herum.

DIE VIELEN SCHULEN
DER HOMÖOPATHIE

Wenn man sich diese ehrwürdige Galerie prägender Homöopathen so anschaut, könnte man meinen, die Homöopathie sei eine stetig fortentwickelte Medizin. Ein homogenes System, das konstant erweitert wurde und das heute alle Therapeuten gleichermaßen nutzen. Doch ganz so einfach ist es nicht. Nebeneinander bestehen heute viele verschiedene Schulen, die sich auf einen dieser Ahnen berufen. Bönninghausen zum Beispiel hatte zeitlebens eine starke Neigung zu pflanzlichen Mitteln, was wenig verwundert, denn schließlich verdankte er einem solchen seine Heilung von der Tuberkulose. Ist es aber vor dem Hintergrund einer so starken biografischen Prägung ratsam, dass die Bönninghausen-Schule bis heute das Forschungsfeld ihres Stammvaters zum zentralen Aspekt der Homöopathie erklärt? Die beharrlichen Nachfolger Hahnemanns, die sogenannten *genuinen* Homöopathen, hingegen arbeiten mit nur rund hundertzwanzig der vielen tausend inzwischen bekannten Heilmittel. Sie beschränken sich auf jene, die Hahnemann, Bönninghausen und Hering selbst noch zu Lebzeiten getestet hatten. Hier stellt sich die Frage: Wären die Urväter nicht so alt geworden, würden ihre Nachfolger vielleicht eine Auswahl von vierzig oder siebzig Mitteln als die einzig wahren propagieren? Und nicht nur die Anzahl dieser Mittel ist willkürlich, sondern auch ihre Auswahl. Wäre Hahnemann in einem anderen Teil der Welt geboren, hätte Bönninghausen sich für Steine statt für Pflanzen interessiert, oder wäre Constantin Hering nach Asien ausgewandert, so wären es heute wohl ganz andere Heilmittel, die zur reinen Lehre erklärt würden.

Die sogenannten »klassischen Homöopathen« hingegen lassen ein etwas größeres Spektrum an Heilmitteln zu, sie erkennen auch Kents Repertorium an. Je nach Land und Sprache beziehen sie sich jeweils auf einen unterschiedlichen kleinen Kreis heimischer Homöopathen.[3] Doch auch sie nutzen nur eine beschränkte Anzahl von Mitteln, deren Auswahl eher auf historischem Gewohnheitsrecht fußt als auf vergleichender Auswertung.

Zudem gibt es in den letzten Jahren eine Reihe moderner Schulen, die inzwischen weltweit gelehrt werden, häufig jedoch, ohne bereits auf ihre Evidenz, also ihre Wirksamkeit für die Patienten, überprüft worden zu sein.

Kleine Gruppen von Therapeuten sind sogar dazu übergegangen, gar keine homöopathischen Heilmittel mehr zu verordnen, sondern Wasserbehälter mit aufgeklebten Worten zu »präparieren«. Sie berufen sich dabei auf Masaru Emoto, dessen Arbeiten, wie wir bereits ausgeführt haben, aus wissenschaftlicher Sicht als Kunstwerke, aber keinesfalls als evidenzbasierte Forschung betrachtet werden können.

Wenn man sich die zeitgenössische Homöopathie anschaut, kann man zu einem nachdenklich stimmenden Befund kommen. Die meisten Therapeuten haben sich irgendwann für eine bestimmte Richtung entschieden, doch für welche, ist für den Patienten oft nicht ersichtlich. Dabei ist das im Praxisalltag ein wichtiger Unterschied. Denn je nach Schule können dem gleichen Patienten völlig unterschiedliche Diagnosen und damit ganz verschiedene Verschreibungen ausgestellt werden. Eine vergleichende Auswertung dieser Schulen wird aber bislang vermieden. Konsensorientiert, gehen die Homöopathen lieber a priori davon aus, sie seien alle gleich wirksam, dabei ist diese Frage bisher völlig offen.

Das erinnert an glückliche Tage im Kindergarten, wo wir gelernt haben: »Entweder bekommen alle Kinder Nachtisch oder

---

3 Im englischsprachigen Raum auf die ergänzende Materia Medica von Allen und Clarke, in Indien auf die Erkenntnisse von Boger und Phatak und im deutschsprachigen Raum auf die Arzneimittellehre von Mezger.

keines.« So weit, so fair. Aber Patienten kommen nicht zu uns, weil wir uns so gut auf die Grundlagen egalitärer Pädagogik verstehen. Sondern weil wir den Selbstanspruch vertreten, Krankheiten zu heilen, und zwar auf dem bestmöglichen Kenntnisstand und mit allen Mitteln, die uns zur Verfügung stehen.

FAZIT

- Heute gibt es in der Homöopathie eine ganze Reihe verschiedener Schulen. Je nach Schule behandeln Homöopathen nach unterschiedlicher Systematik, ein Teil der Schulen nutzt zudem nur eine begrenzte Anzahl von Heilmitteln.
- Valide Untersuchungen zu den Heilungserfolgen der unterschiedlichen Schulen gibt es bisher kaum.

DIE SCHULMEDIZIN VERDRÄNGT DIE HOMÖOPATHIE IN DER WESTLICHEN WELT

Doch kehren wir bei unserem kleinen Homöopathieüberblick noch einmal zurück zu den USA. Die Zeit, in der James Tyler Kent seine Repertorien erstellte, könnte man auch als goldenes Zeitalter der amerikanischen Homöopathie bezeichnen. In vielen Staaten, besonders an der Ostküste, gab es im ausgehenden 19. Jahrhundert homöopathische Ausbildungszentren und Krankenhäuser. Überall im Land entstanden Praxen sowie fast fünfzig verschiedene homöopathische Vereinigungen, in denen sich die Nachfolger Hahnemanns rege austauschten. Niemals davor oder danach ist die Methode in der westlichen Welt so verbreitet und gefragt gewesen, und nie sind ihre Vertreter so selbstbewusst aufgetreten. Doch auf diese prosperierende Phase folgte ein kolossaler und dauerhafter Niedergang. Denn zu Beginn des 20. Jahrhunderts wurde die westliche Welt von einer regelrechten Welle der Begeisterung für die Schulmedizin erfasst. Und dafür gab es gute Gründe.

Die wissenschaftliche Evolution dieser Zeit war schlicht überwältigend. Mittlerweile scheint uns das meiste davon selbstverständlich; wir müssen uns in Erinnerung rufen, wie viel wir dieser Ära verdanken. Vor hundertfünfzig Jahren konnten weder Medizin noch Wissenschaft die meisten Krankheiten verstehen, von Viren und Bakterien war nichts bekannt. Die Menschen konnten sich nicht vorstellen, dass Krankheiten von winzigen Lebewesen übertragen werden können, so klein, dass man sie auch mit einer Lupe nicht sehen kann. Auch die allermeisten Ärzte lehnten diese Vorstellung damals noch rigoros ab.

Ein bekanntes Opfer dieser Ignoranz seiner Fachkollegen war der österreichische Mediziner Dr. Ignaz Semmelweis. Er erkannte einen Zusammenhang zwischen mangelnder Hygiene und Kindbettfieber: Er hatte im Krankenhaus beobachtet, dass vor allem reiche Frauen im Kindbett starben, was ihm seltsam erschien, da sie sich die beste ärztliche Betreuung leisten konnten. Und als er nach der möglichen Ursache forschte, fiel ihm auf, dass nur die Ärzte selbst als Krankheitsüberträger in Betracht kamen. Denn die armen Frauen wurden von Hebammen entbunden, die von jeher eine gewisse Grundhygiene bei Geburten einhalten. Die Ärzte aber betreuten nicht nur die Gebärenden, sondern behandelten auch Kranke oder arbeiteten an Leichen in der Anatomie. Und sie dachten gar nicht daran, sich nach der Arbeit an einer Leiche und vor der Entbindung eines Kindes die Hände zu waschen. Semmelweis versuchte, seine Kollegen von seiner Entdeckung zu überzeugen. Ohne Erfolg. Damals galt Hygiene in der Schulmedizin als »Zeitverschwendung«. Seine Kollegen ließen ihn in eine Irrenanstalt einweisen, wo er mit nur siebenundvierzig Jahren starb. Später, mit Entwicklung der Mikroskopie, zeigte sich, wie richtig Semmelweis gelegen hatte. Diese Erkenntnisse bedeuteten einen Paradigmenwechsel in der Schulmedizin.

Seit Jahrtausenden war die Geburt für Mütter wie für Kinder im wahrsten Sinne des Wortes lebensgefährlich gewesen. Binnen weniger Generationen wurde das Kindbettfieber nun zu einer blassen Erinnerung aus düsterer Vorzeit, genau wie andere Krankheiten, die auf mangelnde Hygiene zurückgingen. Außerdem entwickelte man völlig neue Medikamente, denn man konnte Bakterien nun nicht nur sehen, sondern bald auch bekämpfen. Der Brite Alexander Fleming entdeckte 1928 durch einen glücklichen Zufall Penicillin: das erste Antibiotikum der Menschheitsgeschichte. Zusammen mit den Erkenntnissen der Hygiene und mit neuen Methoden in der Anästhesie eröffneten sich auch der Chirurgie bis dato unvorstellbare Möglichkeiten. Diese Umwälzungen lösten natürlich nicht nur bei Medizinern Euphorie aus. Zu Zehntausenden strömte die Öffentlichkeit in die Wanderausstellung »Der gläserne Mensch« des 1912 neu gegründeten Deutschen Hygieneinstituts. Anhand von transparenten Körpermodellen wurden dem staunenden Publikum menschliche Anatomie und Grundsätze der Hygiene vorgestellt. Heute würden wir die Ausstellung mit ihren durchsichtigen Schaufensterpuppen vielleicht altbacken finden, damals war sie ein Straßenfeger.

Die homöopathische Zunft tat sich schwer, diese Fortschritte anzuerkennen. Kent etwa hatte sich noch strikt geweigert, äußere Faktoren als Krankheitsauslöser überhaupt gelten zu lassen; für ihn lag der Ursprung jeder Krankheit in der Psyche (beziehungsweise in der Seele) des Patienten. Nicht alle seine Kollegen gingen so weit. Doch anders als die breite Öffentlichkeit reagierten sie kaum auf die Entwicklungen der Schulmedizin. Gerade in Amerika können wir die Gleichzeitigkeit dieser Prozesse beobachten. Auf der einen Seite feierte die chemische Pharmazie ihren Siegeszug, auf der anderen entschlummerte die Homöopathie sanft in einen tiefen Dornröschenschlaf. In Europa, wo die Homöopathen ohnehin immer Exoten gewesen waren, wurden sie zu einem Randphänomen mit einem ähnlich zweifelhaften Ruf wie Kartenleger oder Warzenbeschwörer.

Es gab weltweit eigentlich nur ein einziges Land, in dem der Erfolg der Schulmedizin nicht auf Kosten der Homöopathie ging. In dem sie sogar mehr Anerkennung fand als je zuvor in ihrer Geschichte und in dem sie zu einem festen Bestandteil des Gesundheitssystems wurde und das deswegen im 20. Jahrhundert für alle Homöopathen weltweit eine herausragende Rolle einnehmen sollte: Indien. Schon zu Hahnemanns Lebzeiten hatte seine Methode den Weg auf den Subkontinent gefunden, und es gab eine Reihe von Faktoren, die dort ihre rasche Verbreitung begünstigten. Zuerst einmal kam die Homöopathie aus Deutschland, das damals mit der verhassten Kolonialmacht England verfeindet war. Möglich, dass sie deswegen quasi mit einem gewissen Sympathiebonus startete. Außerdem hatten die

Inder eigene alternative Heilmethoden wie Ayurveda entwickelt. So haben sie auch die Homöopathie ohne Dünkel aufgenommen. Schließlich braucht ein Homöopath für seine Praxis weder teure diagnostische Geräte noch von Pharmafirmen patentierte Präparate. Indische Homöopathen behandeln bis heute regelmäßig die Ärmsten der Bevölkerung kostenfrei. Diese Versorgung ist nur möglich, weil die Heilmittel im Vergleich zu schulmedizinischen Medikamenten so wenig kosten.

Sehr schnell wurden in Indien homöopathische Schulen gegründet, und eine universitäre Ausbildung kam hinzu. Heute kann ein angehender indischer Arzt in seinem Studium wählen, ob er sich zum Schulmediziner oder Homöopathen ausbilden lassen möchte. Homöopathische Unikliniken sind in Indien alltäglich. So ist das Land zum wichtigsten Ausbildungszentrum der homöopathischen Welt geworden. Viele bedeutende Homöopathen des 20. Jahrhunderts stammen von dort oder haben lange dort gelernt. In den letzten dreißig Jahren war Indien auch für die Europäer ein wichtiger Ausgangspunkt bei einer Entwicklung, die man als eine homöopathische Renaissance bezeichnen könnte. Eine Wiederbelebung, für die auch die Schulmedizin mitverantwortlich zeichnet. Wenngleich natürlich eher unfreiwillig. Denn ihr Ansehen als wissenschaftlichste und somit wirksamste aller Heilmethoden hat gegen Ende des 20. Jahrhunderts kräftige Kratzer bekommen.

RENAISSANCE
DER HOMÖOPATHIE
IM 20. JAHRHUNDERT

Zunächst schien es mit Siebenmeilenstiefeln unaufhörlich in Richtung Fortschritt zu gehen. Die Lebenserwartung der Menschen stieg konstant, gleichzeitig sank die Kindersterblichkeit. In Deutschland auf einen noch nie da gewesenen Wert von weniger als einem Prozent. Der Verdauungstrakt und das Gehirn wurden durchleuchtet und vermessen, mit Röntgenstahlen, Computern und winzigen Kameras. Defekte Organe wurden austauschbar, bis hin zu lebenden Herzen – kein Traum schien zu kühn, um ihn in die Tat umzusetzen. Und dennoch setzte, zunächst im Schatten dieser großen Erfolge, ein interessanter Prozess ein: Immer mehr Menschen, Laien wie Experten, wurde bewusst, dass die moderne Medizin weder unfehlbar noch allmächtig ist. Spätestens im Verlauf der 80er Jahre wurde es zur Gewissheit, dass tödliche Krankheiten wie Krebs oder Aids nicht einfach verschwinden würden. Und immer klarer rückte ein entscheidender Schwachpunkt der Schulmedizin ins allgemeine Bewusstsein. Sie behandelt jedes Leiden mit mindestens einem eigenen Medikament, eben *allopathisch.*

Viele Medikamente, besonders die hochwirksamen, erzeugen aber etwas, was wir heute allgemein als »Nebenwirkungen« bezeichnen – eigentlich ein zynischer Euphemismus dieses Phänomens, denn die Bezeichnung legt nahe, dass es sich dabei um einen beabsichtigten und wünschenswerten Effekt handelt. Hahnemann hat hierfür noch den unverblümten Ausdruck der »Arznei-Krankheiten« gebraucht. Beschwerden also, die erst durch die Behandlung entstehen. Sehr viele Patienten mit einer chronischen Erkrankung haben die bittere Erfahrung gemacht, dass Medikamente (und bei einem Präparat bleibt es selten) bestimmte Leiden zwar eingrenzen, nicht aber heilen können.

Und dass die langfristige Therapie selbst neue, schwere Beeinträchtigungen für sie mit sich bringt.

Eine dauerhafte Behandlung mit Cortison etwa bedeutet ein deutlich gesteigertes Risiko, an Diabetes und Osteoporose zu erkranken. Hinzu kommt fast immer das aufgeschwemmte Aussehen durch die übermäßige Wassereinlagerung im Gewebe. Nicht gerade ein Garant für körperliches Wohlbefinden. Blutdrucksenker, die sogenannten Betablocker, können Schwindel, Übelkeit, Depressionen, Halluzinationen und Hautausschläge verursachen. Unter der fortgesetzten Einnahme von Antibiotika entwickeln sich rasch Resistenzen. In der Folge besiedeln Pilze und schädigende Bakterienkulturen den Darm. Die wichtigste Basis eines gesunden Immunsystems, die intakte Flora des Verdauungstrakts, wird zerstört, oft genug so schwer, dass die Patienten einen Infekt nach dem anderen durchmachen und zudem nicht mehr normal essen können.

Wir könnten diese Liste noch lange weiterführen. Die wissenschaftliche Literatur hierzu füllt Bibliotheken. Am Ende geht es jedoch immer um einen einfachen Punkt. Zwischen dem heilbringenden Selbstanspruch der Schulmedizin und den tatsächlichen Erfolgen bei chronischen Erkrankungen klafft ein Graben. Echte Heilung bleibt für viele Patienten ein vages Versprechen, viel zu oft wird die Verwaltung der eigenen Krankheiten und der Nebenwirkungen zum Lebensinhalt. Diese Schattenseiten werden auch heute noch von vielen Fachleuten als nötiges Übel hingenommen oder völlig ignoriert. Sie sind jedoch eine entscheidende Grundlage für die Renaissance der Homöopathie gewesen.

Lange hatte es danach ausgesehen, als sei die Homöopathie dazu bestimmt, auf dem Schuttplatz der Geschichte zu landen, eine Fußnote der Medizinhistorie. Doch die Entwicklung nahm einen völlig anderen Verlauf: Heute geht ein Viertel aller Deutschen regelmäßig zu einem Homöopathen, und mehr als 60 Prozent der Menschen haben in den letzten Jahren ein homöopathisches Heilmittel eingenommen. Tendenz weiterhin steigend. Entsprechend hat auch die Zahl der homöopathisch praktizierenden Ärzte stetig zugenommen. Rund sechstausend waren es 2010, fast ein Drittel mehr als zehn Jahre vorher. Die Homöopathie ist auf dem Weg in den medizinischen Mainstream. Die sprunghaft gestiegene Nachfrage hat auch unter den Therapeuten noch einmal für viel Bewegung gesorgt.

FAZIT

Nachdem die Schulmedizin zunächst enorme Fortschritte erzielen konnte, führte eine im 20. Jahrhundert einsetzende Ernüchterung zur Renaissance der Homöopathie.

EIN FALLBEISPIEL AUS DER PRAXIS: VERLOREN IM NEBEL UND WIND

An einem Sommermorgen vor zehn Jahren sprach eine Dame auf den Anrufbeantworter der Praxis. Ihrem Nachnamen war ich bisher nur einmal begegnet. Als ich zurückrief, stellte sich heraus, es war tatsächlich ihr Mann, mit dem ich seit Jahren ab und an telefonierte. Er leitete ein medizinisches Zentrum, und wir sprachen gelegentlich miteinander, wenn es darum ging, schulmedizinische Diagnosen so exakt wie möglich zu stellen. Die Befunde von verschiedenen Patienten wurden dort erhoben. Wir hatten nie ein Wort über alternative Behandlungsmethoden gewechselt. Wir sprachen einfach über die gemessenen diagnostischen Parameter und ihre Veränderung über die Zeit bei den untersuchten Patienten.

Die Dame vereinbarte einen Termin für eine Anamnese. Als sie kam, war ich ein wenig überrascht. Obwohl sie in der fünften Lebensdekade stand, war ihre Kleidung wie ihr Auftreten von einem mädchenhaft jugendlichen Chic und Charme. Sie wirkte unprätentiös, hellwach und lebendig. Sie war von einer sehr angenehmen Liebenswürdigkeit.

Schon als junge Studentin mit etwas mehr Körpergewicht hatte sie »viel zu hohen Blutdruck«. Später arbeitete sie zunächst im Ausland und war dort »wunderbar schlank« geworden. Sie litt an Angstattacken, sobald ihr Mann von der Arbeit auch nur wenige Minuten später kam. Ihr Blutdruck schoss in die Höhe, sie schwitzte heftig und hatte rote Flecken am Körper und im Gesicht. Wenn der Blutdruck anhaltend hoch war, empfand sie sich als hektisch, unkontrolliert, launisch. Hinterher fragte sie sich, wieso sie überhaupt so ausrasten, so herumschreien konnte.

Es stellte sich heraus, dass sie an einer Schilddrüsenüberfunktion mit Kreislauf- und Sehstörungen litt. Am schlimmsten war es meist zwischen 12.00 und 14.00 Uhr.

Die Diagnose lautete:

- Schilddrüsenunterfunktion nach zweimaliger Radiojodtherapie einer Schilddrüsenüberfunktion, Behandlung mit 125 mg L-Thyroxin
- Stark schwankender Blutdruck mit Sehstörungen, mit Betablockern behandelt
- Angstsyndrom
- Allergie gegen Kaninchenfell mit Atemnot und Hautjucken

Verschiedene Ängste triggerten die Blutdruckspitzen. Ihr war vollkommen bewusst, dass sie »*Angst vor ganz unwahrscheinlichen Gefahren*« hatte: Flugangst, aber auch große Angst im Theater oder im Kino, in der Mitte zu sitzen. Das Gefühl, nicht mittendrin herauszukönnen, falls ihr schlecht würde, oder dass sie nicht durchatmen könnte. Es war ihr ein schrecklicher Gedanke, dass sie so einen Aufruhr auslösen und die Aufmerksamkeit auf sich ziehen könne. Sie reagierte panisch, wenn ein Familienmitglied zu spät kam. Das Gefühl, der Weg von A nach B könne gefährlich sein, demjenigen könne etwas zugestoßen sein, er könne tot sein. Nebel oder starker Wind lösten Existenzangst in ihr aus. Sie konnte sich besonders gut über ihr Gehör und ihre Nase orientieren. »Wenn es windig ist, geht das nicht. Das macht mich nervös und ängstlich. Dass etwas sein könnte, was mich bedroht, das ich nicht erkenne … jemand kommt und überfällt mich. Ein Fremder.«

Als Kind hatte sie immer einen großen Sprung aus dem Bett gemacht, aus Furcht, ein Fremder könne unter dem Bett liegen und sie an einem Bein zu fassen bekommen, falls sie zu dicht an der Bettkante aus- und einstiege. Da ihre Eltern auf diese Ängste, die sie nachts als Kind stundenlang wach hielten, nicht reagierten, hatte sie sich in ihrer Phantasie zwei beratende Freunde erschaffen, mit denen sie sich unaufhörlich austauschte. Ihre Mutter ahnte nicht, wie einsam sich ihr einziges Kind fühlte, wie sehr es sich danach sehnte, Fragen stellen zu dürfen, Austausch und Geschwister zu haben. Die Mutter fürchtete, ihr Kind höre Stimmen, könne geistig krank werden. Sie suchte Abhilfe und zwang die Tochter, die beiden erdachten Figuren in der Toilette herunterzuspülen.

Ihre eigene Ehe und ihre Mutterschaft empfand die erwachsene Patientin als ausgesprochen glücklich. In ihrem Mann hatte sie einen verlässlichen Partner, aber auch einen väterlichen Freund und Berater gefunden.

Der Behandlungsverlauf war wie folgt: Im Juni 2003 erhielt die Patientin die erste Gabe des genau bestimmten homöopathischen Arzneimittels. Sie setzte unmittelbar danach den Betablocker ab. Bei so plötzlichem Absetzen von hochdosierten Betablockern oder anderen blutdrucksenkenden Mitteln kommt es oft in den nächsten Tagen zu einem sogenannten Rebound-Effekt. Da der Körper ja gewohnt ist, »gegen« den Senker anzuarbeiten, steigt der hinuntergeregelte Druck bei einem plötzlichen Absetzen erst mal überschießend hoch.

Doch der Blutdruck der Patientin normalisierte sich bereits in den ersten Tagen. Die Kaninchenfellallergie reduzierte sich auf zehn bis fünfzehn Prozent der alten Beschwerden. Die Ängste ließen nach. Sie waren irgendwann so wenig präsent, dass die Patientin sich kaum noch damit beschäftigte. Im Laufe des Sommers las ich ihr noch einmal vor, wie sie ihre jahrzehntelange Angst und Panik selbst beschrieben hatte. Fast staunend erinnerte sie sich.

Erst als die Wirkung der ersten Mittelgabe nach neun Wochen nachließ, tauchten die alten Ängste in leichter Form wieder auf, und der Blutdruck begann wieder zu steigen. Eine erneute Gabe wirkte so stabilisierend wie die erste. Die Beziehung zu ihrer Mutter besserte sich. Sie sah die Mutter nun weniger aus der Perspektive des einsamen Kindes. Mutter und Tochter tauschten sich über ihre Leben heute aus und konnten heiter miteinander umgehen.

Nach zwei Jahren zeigte die Patientin Anzeichen einer leichten Hyperthyreose, das heißt einer Überfunktion der Schilddrüse. Offenbar hatte sich ihr Schilddrüsengewebe von der radioaktiven Bestrahlung, die das Organ einst geschwächt hatte, unter der homöopathischen Therapie teilweise erholt. Die tägliche L-Thyroxin-Gabe von 125 mg war so – zusammen mit der vom erholten Körper nun selbst produzierten Menge des notwendigen Schilddrüsenhormons – zu hoch geworden. Eine Reduktion der L-Thyroxin-Dosis normalisierte die Symptome.

Die Abstände der homöopathischen Mitteleinnahme wurden immer größer. Zuletzt lagen sie bei einer Gabe im Jahr. Als wir neulich noch einmal miteinander sprachen, erinnerte sich die Patientin an die alten Ängste wie an einen fernen Traum. Ihr Blutdruck ist auch nach zehn Jahren weiterhin normal. Sie betreut Jugendliche in schwierigen Lebenslagen und bringt alle täglichen Herausforderungen, Familie, Beruf und Freunde, mit Elan und Vergnügen unter einen Hut.

Wer zur Quelle gehen kann, gehe nicht zum Wassertopf.

Leonardo da Vinci

DER WEG ZUR QUELLE. DAS INNERE WISSEN DES PATIENTEN ALS SCHLÜSSEL ZU SEINEM HEILMITTEL

Als ich mich in den 90er Jahren verstärkt für Homöopathie zu interessieren begann, bot sich mir ein merkwürdiges Bild. Unter den Anbietern von Fortbildungen fanden sich Vertreter aller erdenklichen homöopathischen Ausrichtungen, die teils voller Selbstvertrauen, teils sehr vehement die Ansicht vertraten, ihre Schule sei die beste. Vergleichende Zahlen, Statistiken oder wenigstens grobe Schätzungen für die tatsächlichen Heilungserfolge hatte allerdings keiner meiner Lehrer. Mich interessierte aber sehr, welche Erfolge sich mit den unterschiedlichen Herangehensweisen erzielen ließen. So habe ich in den ersten Jahren eine ganze Reihe homöopathischer Methoden gelernt und selbst angewendet.

Ich habe dann jeweils die Zeit der Quartalsabrechnung genutzt, um die Erfolge der verschiedenen Behandlungsmethoden in meiner Praxis zu vergleichen. Denn an diesem Termin kamen die Karten aller Patienten noch einmal auf den Tisch, und man konnte im direkten Vergleich schauen, wo eine Besserung erzielt wurde und wie lange sie angehalten hat. Meines Wissens handelte es sich bei diesen regelmäßigen Auswertungen um einen der ersten Versuche überhaupt, die Wirksamkeit verschiedener Methoden vergleichend einzuschätzen. Diese Auswertungen förderten einige unerwartete Ergebnisse zutage.

Manche Verschreibungsmethoden, wie die damals moderne

Empfindungsmethode, schnitten in den langjährigen Heilungsverläufen bei meinen Patienten nur im Placebobereich ab; für
mich eine Ernüchterung, denn diese Methode hatte mir besonders eingeleuchtet, und ich war mehrmals nach Indien gereist,
um sie gründlich zu lernen.

Außerdem zeigten meine Auswertungen, dass die Stärke der
sogenannten klassischen Homöopathie eher in der Behandlung
akuter Beschwerden lag. Die Behandlung von chronischen Erkrankungen aber war mühsam, denn es wurden viele Anamnesen für jeden einzelnen Patienten nötig. Ich wechselte in diesen
ersten Jahren dann oft die verordneten Mittel, und wenn es eine
Besserung gab, dauerte sie nicht lange an. Auf diese Art hatte
ich anfangs auch die schwere Asthmaerkrankung unseres jüngeren Sohnes behandelt. Je nachdem, welche Symptome gerade im Vordergrund standen, erhielt er klassische homöopathische Arzneien wie Belladonna, Pulsatilla oder Calcium Carbo-
nicum. Mit ihnen gelang es jeweils, einen einzelnen Anfall zu
stoppen, doch die Krankheit heilte mit dieser Methode nicht
aus.

Ähnliche Erfahrungen hatte auch mein holländischer Kollege
Jan Scholten in seiner Praxis gemacht. Bei chronischen Erkrankungen konnte die Homöopathie oft nur kurzfristig helfen. Und
doch gab es da immer wieder Ausnahmen. Patienten, denen
man immer mit dem gleichen Mittel helfen konnte, selbst wenn
neue Beschwerden auftauchten, Patienten, deren Gesundheit
so über Jahre und Jahrzehnte stabil blieb. Scholten beschloss,
diesen besonders guten Verläufen nachzuspüren. Er machte
sich auf die Suche nach homöopathischen Heilmitteln für die
Krankheiten unserer Zeit. Ähnlich wie die Urväter der Homöopathie orientierte er sich dabei an seinen eigenen Interessen.
Und die galten der Chemie. Er begann die chemischen Elemen-
te des Periodensystems genauer auf ihr Heilungspotenzial zu
untersuchen. Mit der systematischen Untersuchung aller Ele-
mente und Salze des Periodensystems hat Jan Scholten meh-

rere tausend Arzneimittel für eine homöopathische Verordnung neu zugänglich gemacht.

Erst durch diese neue Systematik wurde auch das Mittel verfügbar, das den endgültigen Durchbruch bei der Asthmaerkrankung meines Sohnes ermöglichte. Wo vorher verschiedene Globuli die einzelnen akuten Anfälle stoppten, heilte bereits die erste Gabe des neuen Mittels das Asthma und die Atemnot ganz aus. Es hat bei meinem Sohn in den vergangenen siebzehn Jahren auch bei allen anderen Erkrankungen einschließlich einer schweren Tropenkrankheit gewirkt.

Interessanterweise fand ich Aufzeichnungen Hahnemanns, die belegen, dass er ganz ähnliche Beobachtungen gemacht hat. Damals erkrankten und starben die Menschen viel häufiger akut als chronisch: an Typhus, an Diphtherie und Cholera, an Lungenentzündung und Kindbettfieber. Selbst nach kleineren Unfällen starben sie an Blutungen, Blutvergiftungen oder an entzündeten Verletzungen. Der größte Behandlungsbedarf bestand damals also bei akuten Gesundheitskrisen, und hier zeigte die Homöopathie schnell ihr Potenzial.

Als Napoleon 1813 geschlagen aus Russland floh, hinterließen seine Truppen in Europa nicht nur eine blutige Spur der Verwüstung, sondern auch eine durch Läuse übertragene Typhusepidemie. Die allgemeine Sterblichkeitsrate der Seuche betrug über 30 Prozent. Leipzig war nach der verheerenden Völkerschlacht besonders hart betroffen. Hahnemann, der zu dieser Zeit dort arbeitete, muss angesichts der Katastrophe im Akkord behandelt haben. Und sein Erfolg mit der Homöopathie war durchschlagend. Von insgesamt hundertachtzig Typhuspatienten verlor er nur zwei. Diese gut belegte Leistung bei einer akuten Seuche verschaffte seiner neuen Methode enormes Ansehen.

Doch Hahnemann berichtet eben auch, trotz aller Erfolge und innerer Überzeugung, dass der Langzeitverlauf *chronischer* Krankheiten viel zu oft einer Katastrophe gleiche.

Zurück zur Gegenwart. Wir sind mit der schlichten Tatsache konfrontiert, dass die allermeisten Patienten – selbst Kinder und Jugendliche – heute wegen chronischer Erkrankungen zum Homöopathen kommen. Seit 2006 kristallisiert sich bei meinen Untersuchungen immer deutlicher heraus, was die guten, langjährigen Heilungsverläufe, auch bei chronischen Erkrankungen, ausmachte. Die besten Auswertungsergebnisse fanden sich in zwei Gruppen.

1. Bei der einen Gruppe deckte sich der Bericht des Patienten exakt mit der Beschreibung der Arzneimittelprüfung in der homöopathischen Literatur. Es schien, als hätte der Patient alle Prüfungssymptome seines Heilmittels vor der Anamnese gelesen und die charakteristischen Symptome bis ins Detail in seinen persönlichen Krankenbericht eingearbeitet. Arzneimittelprüfung und die tatsächliche Geschichte der Kranken waren nahezu deckungsgleich. Diese Fälle entsprachen also der Idealvorstellung von der Arbeit mit den klassischen Repertorien. So eine absolut perfekte Arzneimittelbestimmung (wie sie schließlich einst bei meinem Sohn gelang) erreichte ich aber mit den klassischen Methoden in nur etwa zwei von hundert Fällen.

2. Die andere Gruppe, in der es zu anhaltender und tiefgreifender Heilung durch ein einziges Mittel kam, hatte erstaunlicherweise ihr Arzneimittel selbst beschrieben und benannt. Diese Entdeckung hat Schritt für Schritt zu einer ganz neuen Entwicklung in der Homöopathie geführt.

Die erste entscheidende Anregung für diese Entwicklung liegt in einer zunächst beinahe zufälligen Entdeckung der indischen Ärztin Divya Chabra. Sie behandelte einen schwer traumatisierten Patienten, mit dem ein normales Anamnesegespräch nicht möglich war; so ging sie schließlich zu einer freien Assoziation nach Sigmund Freud über. Eigentlich eine Verlegenheitslösung, aber der Erfolg mit dem so gefundenen Mittel war durchschlagend. 1999 erzählte sie mir von diesem Fall, und ich fand diese Idee ebenso erstaunlich wie einleuchtend. Mittlerweile denke ich, dass Divyas spontane Beobachtung eine der wichtigsten Anregungen in der Geschichte der Homöopathie gewesen sein könnte. In den folgenden Jahren habe ich zusammen mit europäischen Kollegen den von Divya entdeckten Weg der freien Assoziation während einer Anamnese ganz systematisch weiter ausgearbeitet. Dafür habe ich seit 1999 die Langzeitverläufe von Patienten in unserer Praxis evaluiert, und ich habe ausgewertet, wie ihr Arzneimittel bestimmt worden war. Schritt für Schritt habe ich mit Kollegen eine neue Methode der Anamnese und der Mittelbestimmung entwickelt. Sie erschließt das innere Wissen des Patienten um die Quelle seines Heilmittels. Mein Kollege Ingo Sowka hat für diese Therapie den treffenden Ausdruck Quellenhomöopathie vorgeschlagen.[4]

Nach den Berichten unserer Patienten, die wir in den letzten Jahren so genau wie möglich ausgewertet haben, scheint es neben dem uns allen gemeinsamen Thema »Menschsein« noch ein weiteres, *individuelles* Thema zu geben.

Zunächst werden alle Patienten, die beispielsweise wegen eines Heuschnupfens zu uns kommen, ganz ähnliche Beschwerden schildern, nämlich allergische Reaktionen des Körpers. Wenn der Arzt aber den Patienten nach seinen genauen Erfahrungen bei diesen Reaktionen befragt, schildert der Patient nach und nach immer eigentümlichere Eindrücke. So gelangt man von bekannten Situationen zu völlig individuellen Bildern. Am Ende steht meist eine Schilderung, die für den Patienten genauso einleuchtend ist wie für den Therapeuten kurios. Dass so eine Schilderung den Weg zum Quellenmittel weist, zeigt

---

4 Eine ausführliche Darstellung dieser Methode können Interessierte in dem gerade entstehenden zweiten und dritten Band des Fachbuches für homöopathische Therapeuten *Sprechende Quellen II und III* finden.

sich spätestens, wenn der Patient auch andere Situationen mit denselben inneren Bildern verknüpft. Da wir unsere Anamnesen auf Video protokollieren, zeigt sich im Vergleich der Aufnahmen: Patienten schildern ihre einschneidenden seelischen Erlebnisse – genauso wie die Wahrnehmung ihrer Symptome – mit nahezu identischen Worten, Assoziationen und Bildern.

Aus diesen ureigenen Zuständen, die wir gemeinsam erforschen, scheint sich ein wichtiger Teil unserer individuellen Persönlichkeit zu speisen. Unsere Wahrnehmung von Krankheiten und unser Umgang damit. Aber auch unsere Begabungen und Potenziale liegen interessanterweise in dieser inneren Wahrnehmung verborgen. Nach unserer Beobachtung entspringen sogar die Kräfte, die uns zu unseren persönlichen Hobbys oder Höchstleistungen anspornen, oft genug dieser Quelle.

Am besten lässt es sich wohl an einem Beispiel schildern. Ich erinnere mich an eine phantastische Reitlehrerin, bei der ich einige Jahre Unterricht genommen hatte. Aus einem tiefen Gefühl innerer Verbundenheit entsprang bei ihr ein Verständnis für Pferde, das andere Lehrer, auch wenn sie sehr gut sind, nicht so natürlich und mühelos aufbringen. Als wir uns schon eine Weile kannten, bat mich meine Reitlehrerin, eine Anamnese mit ihr durchzuführen. Sie leitete einen Stall und war die einzige Reitlehrerin dort. An ihrem Wohl und Wehe hing der ganze Familienbetrieb. Auf diesem idyllischen Hof, nicht weit vom Meer, hatte sich einige Jahre zuvor ihr Sohn das Leben genommen. Seit dem Tod ihres einzigen Kindes litt sie an tiefen Depressionen. Mittlerweile erkrankte sie zudem alle zwei bis drei Wochen an heftiger Bronchitis, die sie tage- oder sogar wochenlang ans Bett fesselte. Ihr Immunsystem war geschwächt. Nach jeder Einnahme von Antibiotika kam der Infekt in kürzeren Abständen zurück.

In unserem mehrstündigen Anamnesegespräch fasste sie ihre gesundheitlichen Beschwerden, ja ihre ganze Weltsicht schließlich aus der Perspektive eines Pferdes zusammen. Ich bin ihr auf diesem Weg entlang der sprachlichen Eigentümlichkeiten in ihrem Bericht gefolgt. Und gemeinsam haben wir so ihr Quellenmittel gefunden.

Die regelmäßige Einnahme dieses Mittels brachte die Wende in der schweren gesundheitlichen und psychischen Krise, die sie und ihren Mann fast den Hof gekostet hätte. Der Verlust des jahrhundertealten Familienbetriebs war zu diesem Zeitpunkt für beide eine sehr real drohende Gefahr. Doch wie oft bei einer wirklich gelungenen Findung des Heilmittels beobachtet werden kann: Es lösten sich nicht nur viele körperliche Beschwerden. Mehr denn je begann die Patientin ihre Talente in ihrem Beruf auszudrücken und auszuschöpfen. Sie begann damit, ihr genuines Wissen über Pferde in eigenen Kursen zu vermitteln. Sie konnte uns so auf immer neue und erstaunliche Weise beibringen, was in einem Pferd vorgeht. Je länger ich sie dabei beobachtete, desto klarer wurde mir, dass ihre innere Perspektive, das Leben auch aus der Sicht eines Pferdes wahrzunehmen, sie zu einer echten »Pferdeflüsterin« prädestinierte. Sie fand aus sich selbst heraus ihren Mut, ihre Kraft, ihren Humor und vor allem ihren Lebenswillen zurück. Interessanterweise besserte sich auch ihre Ehe in den folgenden Jahren deutlich.

Natürlich liegen die Eigenwahrnehmung und die besondere Begabung eines Menschen nicht immer so augenfällig beieinander. Ich erinnere mich an einen Professor, der seine Symptome ebenfalls aus der Sicht eines Pferdes schilderte und dem das gleiche Mittel *Lac equinum* (ein Homöopathikum aus Pferdemilch) nachhaltig helfen konnte. Statt beruflich mit Pferden zu arbeiten, ritt er in seiner Freizeit. Seine intuitiven Kenntnisse über die Balance in Gruppen oder »Herden« brachte er aber in die Arbeit seiner sehr erfolgreichen Forschungsgruppe an der Universität ein.

Egal auf welchem Gebiet Menschen besonders gut und interessiert sind, mein Eindruck ist, dass sich besondere Potenziale entfalten, wenn die Lebensaufgabe im Einklang mit dem steht, was wir Homöopathen Quelle getauft haben. Allegorisch gesagt: Der ganzheitliche Heilungsprozess nach einer erfolgreichen Quellenverordnung erinnert mich am ehesten an das Stimmen eines Instruments. Misstöne verschwinden aus dem Klangkörper, und alle Saiten tönen wieder in harmonischem Vielklang zusammen.

Auf der Grundlage der Fallauswertungen haben meine Kollegen und ich die Anamnesetechnik systematisch so weiterentwickelt, dass es je nach Praxis in 60 bis 85 Prozent der Fälle gelingt, das Quellenmittel eines Patienten zu bestimmen. So dass der Patient auch bei sehr schweren Erkrankungen immer mit den gleichen Globuli behandelt werden kann; über Jahre hinweg, im Idealfall lebenslang. Da die Heilungsverläufe auch in anderen Praxen sehr ermutigend sind, gibt es in Deutschland mittlerweile eine stetig wachsende Gruppe von Therapeuten, die die Quellenmethode lernen und anwenden. In den ersten Jahren waren wir immer wieder unsicher, ob wir mit unseren Beobachtungen richtig lagen. Doch mit den Jahren und den regelmäßigen Fallauswertungen zeigte sich immer deutlicher: Die nach dieser Methode behandelten Fälle verlaufen ungewöhnlich gut. Solche langfristigen Entwicklungen zeigen exemplarisch die Fallbeispiele in diesem Buch.

Wir haben nun damit begonnen, in einem Dialog mit Wissenschaftlern verschiedener europäischer Universitäten transparente Qualitätskriterien für die Ausbildung von Homöopathen aufzustellen und zu veröffentlichen. Gemeinsam setzen wir uns für die konsequente Auswertung der Heilungsverläufe ein.

Der Gedanke, dass der Patient über ein unbewusstes Wissen verfügt, das uns zunächst nicht zugänglich ist und einzig über ihn erschlossen werden kann, war für uns Therapeuten zuerst gewöhnungsbedürftig. Doch auch andere Therapierichtungen entdecken zunehmend das ins Unbewusste verdrängte innere Wissen über tiefe Krankheitsursachen und Heilung in jedem von uns. Die Einzigen, die offenbar ganz intuitiv verstanden, wie sinnvoll dieser Weg sein kann, waren die Patienten.

FAZIT

Eine neue Anamnesesystematik nutzt das innere Wissen des Patienten, um das richtige homöopathische Heilmittel zu finden. Diese Fallverläufe ermöglichen einen sehr positiven Verlauf über lange Zeiträume, ohne dass das Mittel gewechselt werden muss.

EIN FALLBEISPIEL AUS DER PRAXIS: WIE EIN NEUES LEBEN

»Ich hatte damals einen Traum, dass meine Mutter versuchen wird, mich umzubringen. Dass sie ... meinen Kopf von hinten zieht und ein Messer an meine Kehle setzt.

Einmal habe ich geträumt, dass ich sie ziemlich zusammengeschlagen habe. Sie liegt gekrümmt vor mir. Ich schlage, ich boxe richtig zu. Aus Wut, aus Aggression. Wie in einer Westernszene, wo einer weggezogen werden muss.«

Vor mir saß eine junge Studentin, die aus Süddeutschland zu uns gekommen war. Sie wirkte zierlich und schüchtern. Sie trug eine olivgrüne Hose und schien unter ihrem schwarzen, unförmigen T-Shirt sehr dünn zu sein. Es war die Zeit der randlosen, zurückgenommenen Brillen, ihre Augen jedoch waren hinter einer dicken, unmodernen Hornbrille versteckt. Ihr Blick war scheu und zurückhaltend. Als ob sie immer wieder prüfe, ob sie Vertrauen fassen könne. Hin und wieder, wenn sie sich verstanden fühlte, erhellte ein kurzes Lächeln das mädchenhafte Gesicht.

Die Diagnose lautete:

• Starke Panikattacken
• Ausgeprägte Versagensängste im Studium
• Stoffwechselstörungen bei einer Schilddrüsenüberfunktion
• Ein kalter Knoten in der Schilddrüse[5]
• Bulimie[6]

---

5 Ein kalter Knoten ist eine Wucherung in der Schilddrüse, die selbst kein eigentliches Schilddrüsengewebe darstellt. In ca. 10% der Fälle kann ein solcher kalter Knoten entarten.
6 Bulimie ist eine Magersucht, die von Fressattacken unterbrochen wird.

Sie hatte bereits eine dreijährige Psychotherapie hinter sich, die die Panik, die Versagensängste und die Magersucht jedoch nicht dauerhaft hatten bessern können. Einige Jahre zuvor hatte zwar ein mehrmonatiger stationärer Aufenthalt in einer psychosomatischen Fachklinik den Druck auf die Schilddrüse gelindert, doch nun schienen die Symptome unvermindert wiederzukehren. Sie äußerten sich in innerer Unruhe und Erregbarkeit, gesteigert durch Hunger-, Ess- und Brechattacken.

Diese Symptome konnten unter der schulmedizinischen Therapie nicht gelindert werden. Sie gehörte zu den Patientinnen, bei denen nicht nur der Hausarzt, sondern auch eine ganze Reihe von Spezialisten zu helfen versucht hatte; solche Klienten lösen zunächst oft Empathie und einen besonderen Einsatz aus. Wenn aber keine Therapie anschlägt, rufen diese multimorbiden Patienten über kurz oder lang Hilflosigkeit und zunehmende Abwehr hervor. Schonungslos führen sie uns an die Grenze unseres therapeutischen Könnens und unseres mühsam erworbenen wissenschaftlichen Wissens.

Im Kontrast zu den erschreckenden inneren Bildern, die mir die Patientin beschrieb, war ihre Stimme eher leise. Gelegentlich blitzte in unserem Gespräch unerwartet ein feiner Humor auf. Sie berichtete von einer als ausgesprochen unglücklich empfundenen Kindheit. Sie vermutete, dass sie ein unerwünschtes Kind gewesen war. Ihre Mutter konnte, wie sie sagte, gewalttätig sein. Noch bevor die Patientin volljährig geworden war, hatte sie die Situation nicht mehr ausgehalten und war von zu Hause ausgerissen. Als sie in dieser Situation einige Habseligkeiten später abholen wollte, traf sie auf die Mutter, die völlig die Beherrschung verlor: Sie schlug alles »kurz und klein. Mein Vater und mein Bruder standen im Türrahmen wie Body-

---

Um auf keinen Fall zuzunehmen, erbricht die Betroffene die meist sehr schnell und in riesigen Mengen aufgenommene Nahrung willentlich wieder.

guards. Ich kam nicht raus. Mein Bruder kam auf mich zu: Ich müsste sofort aus dem Haus. Da wusste ich, dass meine Mutter gefährlich ist.« Die Verarbeitung dieser Erfahrungen spiegelte sich in wiederkehrenden Träumen von Folter. Solche Folterträume waren auch in den Tagen vor unserem allerersten Gespräch verstärkt aufgetreten. Der Auslöser war offenbar der Fragebogen unserer Praxis gewesen. Patienten, die sich bei uns anmelden, erhalten einen 28-seitigen Fragebogen vorab zugeschickt. Er enthält alle Fragen zu einer herkömmlichen homöopathischen Anamnese. Wenn die Patienten dann zum eigentlichen Gespräch kommen, haben wir ihre Antworten durchgearbeitet und können mit ihnen gemeinsam in eine vertiefte, noch genauere Aufnahme ihrer Beschwerden einsteigen. Für die meisten Patienten ist es kein Problem, diesen Fragebogen vollständig auszufüllen und an uns zurückzuschicken. Dieser Patientin jedoch war es unmöglich gewesen.

Sie hatte in tagelangen Anstrengungen nur vier Seiten ausgefüllt. Die Beantwortung der Fragen bereitete ihr große Qualen, tagsüber weinte sie viel, und nachts kehrten ihre Alpträume zurück. Sie hatte außerdem ihre Mutter angerufen, um nach Schwangerschaft und Kinderkrankheiten zu fragen, doch das Gespräch war eskaliert. Ähnliche extreme Zustände machte sie immer wieder durch, wenn sie versuchte, ihre Abschlussarbeit fertigzustellen. Sie fuhr mit der Schilderung ihrer Träume fort: »Ich habe Folterträume. Jemand wird aufgehängt wie ein Schlegel zwischen zwei Metalldingern und hin und her geschlagen. Ein schwedischer Trichter wird aufgesetzt. Gülle wird eingefahren. Dann muss man das schlucken.«

Ein weiteres zentrales Thema war ihre Weiblichkeit. Ich habe nie wieder eine junge Frau erlebt, die eine so tiefsitzende Angst empfand, attraktiv zu sein, denn Attraktivität bedeutete für sie die Gefahr einer Vergewaltigung. Sie hatte das Gefühl, in den Augen ihrer Familie sei eine Vergewaltigung ein Akt sexueller Gewalt, den sie durch ihre Attraktivität selbst verschuldete.

Schon als Kind wurde ihr gesagt, sie sei eine Lolita, eine Kind-
frau. »Das war schon ziemlich verletzend. Ich habe mich nur so
verhalten, dass ich nicht um Gottes willen einen Beweis dafür
liefere, dass da was dran ist. Um Gottes willen, es war schon
schlimm genug, wenn ein Kollege zu meiner Mutter sagte: Ihre
Tochter ist hübsch. Dann ist meine Mutter im Karree gesprun-
gen. Ich habe nie eng angelegte Sachen angehabt, oder einen
Rock – um Gottes willen! Das Gefühl, ich will nicht schuldig
sein. Sex hat nichts mit Genuss zu tun. Es ist einfach schreck-
lich. Vielleicht ist es meiner Mutter passiert, vielleicht hat sie
das Gestörte an mich weitergegeben. Dass ich so ein gestör-
tes Verhältnis habe … Dass es ja auch nett sein kann, schön,
dass es nicht auf Gewalttätigkeit hinauslaufen muss. Vergewaltigung hat nicht nur mit sexueller Gewalt zu tun, sondern auch
damit, wenn man bewusst schlecht mit sich umgeht. Ich mache
das über das Essen.« Offenbar drückte das Hin und Her in
ihrem Essverhalten eine starke innere Ambivalenz aus.
Ihre niedergelassene Therapeutin hatte sie sehr gemocht. Diese
hatte schließlich nach mehreren Jahren die Psychotherapie beendet, als die Krankenkassen keinen Spielraum für eine weitere
Verlängerung mehr sahen. Das hatte wieder große Ängste in
der Patientin ausgelöst, von denen sie mir weinend berichtete:
Schließlich hatte die Therapeutin gesagt »›So, jetzt reicht es.
Sie müssen selber gesund werden wollen. Ich kann ihnen nicht
helfen.‹ – Ich hab ziemliche Verlassensängste bekommen. Ich
merke, ich werde überfordert, ich überfordere mich selbst. Es
führt dazu, dass ich mich selber wieder hasse.«
Auch bei Freunden habe sie immer die ausgeprägte Angst, un-
erwünscht zu sein, verlassen zu werden. Sie stelle bei jedem
Beisammensein zuerst die Frage: »Passt es dir? Ich kann auch
wieder gehen.«
Bei der Behandlung dieses jungen Mädchens habe ich viel gelernt. Das erste verordnete homöopathische Arzneimittel löste
bei der ersten Gabe eine Besserung aus, die sich jedoch bei

wiederholten Gaben desselben Arzneimittels nicht wieder einstellte. Dennoch machte diese Anfangserfahrung der Patientin genügend Mut, um die Therapie fortzuführen.

Dann entdeckte ich durch umfassende Computerrecherchen in der englisch-homöopathischen Literatur ein Heilmittel, das auch kleinste Details ihrer Geschichte und ihrer Symptome erfasste. Dieses zweite Arzneimittel deckte die Besonderheiten ihrer körperlichen und seelischen Symptome viel genauer ab. Es umfasste die Folterängste und -träume. Das ausgeprägte Thema der Vergewaltigung. Die Bilder von Faustkämpfen. Mord und Totschlag. Die Übererregbarkeit.

Tatsächlich setzten in den Wochen nach der ersten Einnahme dieses neuen Heilmittels tiefgreifende Veränderungsprozesse im Leben der Patientin ein. Die Schilddrüsenfunktion normalisierte sich, der Druck auf der Schilddrüse verschwand nach der zweiten Mittelgabe. Der kalte Knoten war nach einem halben Jahr nicht mehr nachweisbar. Bei der bislang therapieresistenten Bulimie kam es zu einzelnen, immer seltener werdenden Attacken in den ersten Monaten, dann normalisierte sich das Essverhalten ganz und gar wie von selbst. Es war einfach kein Thema mehr. Das ist eine der häufigsten Wirkweisen eines exakt passenden homöopathischen Mittels. Ein homöopathisches Medikament wirkt erkennbar ganz anders als viele Mittel in einer allopathischen Behandlung[7]. Schulmedizinische Medikamente, die besonders wirksam sind, setzen an wichtigen Rezeptoren der Körperzellen an. So können sie in die Regelkreise der Zellen steuernd eingreifen. Diese körpereigenen Regulierungen sind unvorstellbar komplex und wirken wiederum auf andere Schaltkreise. Daher erzielt ein solches, vergleichsweise grobes Eingreifen in feinstverwobene Kreisläufe – um etwa einen ganz bestimmten Cholesterin- oder Blutdruckwert zu er-

7 Etwa mit Betablockern oder mit anderen Blockern, ACE- oder anderen Hemmern.

reichen – zahlreiche unerwünschte Nebenwirkungen an anderen Stellen im Körper.

Das genau richtige homöopathische Heilmittel aktiviert hingegen passgenau die Selbstheilungskräfte. Auch dann, wenn sie während einer chronischen Krankheit schon jahrelang außer Kraft gesetzt waren. Dies ist nach meiner Erfahrung auch bei Patienten möglich, denen vorher mit keinem noch so aufwendigen allopathischen oder psychotherapeutischen Therapieverfahren dauerhaft zu helfen war.

Die junge Studentin begann nach der ersten Gabe des genau passenden Heilmittels Schränke aufzuräumen, Dokumente zu sichten, ihr altes Leben, wie sie sagte, auszumisten. Sie trennte sich nach kurzer Bekanntschaft von einem neuen Freund, als sie erkannte, dass sie sehr schnell mit ihm in die destruktiven Muster ihrer früheren Partnerschaften geraten war, ohne gemeinsam Lösungen zu finden. Wenig später lernte sie einen Mann kennen, mit dem sie eine Liebesbeziehung aufnahm. Die beiden zogen schon bald zusammen, was erstmals im Leben der Patientin gut lief.

Bereits wenige Monate nach der ersten Einnahme hat sie den Kontakt mit ihrem Vater wieder aufgenommen. Nach einem Jahr telefonierte sie mit ihrer Mutter. Einige Tage nach diesem Telefonat saß sie in einem schwingenden Minirock mit leuchtenden Augen im Sprechzimmer – die Mutter hatte in diesem Gespräch all das zu ihr gesagt, »worauf ich mein ganzes Leben gewartet habe«.

Sie vollendete binnen eines Jahres ihr Studium, was ihr vorher ähnlich wie das Ausfüllen des Fragebogens vollkommen unmöglich erschienen war. Im zweiten Behandlungsjahr begann sie das Mittel überwiegend selbstständig zu dosieren und nahm in der Anfangszeit die Arznei einige Male deutlich zu früh ein. Entsprechend reagierte sie zu stark auf diese Gaben. Es gelang uns gemeinsam, klare Kriterien für eine sinnvolle eigenständige Einnahme in adäquaten Zeitabständen zu erarbeiten. Sie begann sehr engagiert und mit viel Spaß an einer umfangreichen Dissertation zu arbeiten.

Drei Jahre nach Therapiebeginn durchlief ihre Partnerschaft eine schwere Krise. Sie kämpfte mit einer extrem destruktiven Eifersucht, die sie aus früheren Beziehungen bereits kannte. Sie nahm mehrmals selbstständig das Mittel in der bisherigen Dosierung ein, doch es schien erstmalig nicht auf einen sehr schwierigen seelischen Zustand bei ihr zu wirken. Ich nahm ihren Fall noch einmal nach der Quellenmethode, einer inzwischen in unserem Institut weiterentwickelten vertieften Anamnesetechnik, auf – und sie beschrieb aus den Bildern ihres Unbewussten exakt ihr bislang bereits verordnetes Heilmittel. In dieser erneuten Fallaufnahme fanden sich jedoch Hinweise, dass sie diesmal eine viel niedrigere Dosierung benötigte.

Am Morgen nach der Einnahme dieser niedrigeren Dosierung desselben Mittels rief sie an und sagte, es sei, als wäre über Nacht die »Sonne nach einer langen Finsternis in ihrem Leben wieder aufgegangen«. Ihr Freund habe das ähnlich deutlich empfunden. Ab diesem Zeitpunkt entwickelte sich ihre Beziehung, die in den beiden ersten Jahren schon sehr viel tragfähiger war als alle bis dahin erlebten Verbindungen, ausgesprochen glücklich weiter. Wenn die alten Themen wieder überhandnahmen, fragte ihr Freund: »Na, ist es vielleicht mal wieder Zeit für die Kügelchen?«

Seit vielen Jahren dosiert sie die homöopathische Arznei völlig selbstständig. So hatte ich lange nichts mehr von ihr gehört. Vor einiger Zeit erhielt ich dann einen Brief. Sie ist inzwischen mit Bestnoten und einer Auszeichnung ihrer Universität promoviert und wurde außerdem für ihre Arbeit mit einem unabhängigen Wissenschaftspreis geehrt. Körperlich ist sie vollkommen gesund. Über ihre innere Entwicklung seit unserer letzten Begegnung schreibt sie: »Irgendwann hatte auch ich verstanden und zutiefst empfunden, was Sie eigentlich mit Heilung meinen. Natürlich geht es einem nicht jeden Tag top, aber ich habe immer mehr das Gefühl, mit mir im Reinen zu sein – und so sein zu können, wie ich wirklich bin, und so auch gemocht zu werden.

Ein Kollege meinte sogar mal zu mir, dass ich es doch bestimmt immer leicht und gut hatte im Leben, er könne sich bei mir nichts anderes vorstellen. Ungewollt ein großes Kompliment, nicht wahr? Das möchte ich an Sie weitergeben.

Mit meinem Freund bin ich immer noch zusammen. Es gibt eine große innere Bindung zwischen uns. Ich stehe in gutem Kontakt mit seinen Exfreundinnen, die mich ja anfangs so gestresst haben. Mein Eifersuchtsproblem habe ich überwunden. (…) Ich bin glücklich mit ihm.«

Neulich habe ich im Internet nach der Patientin gegoogelt. Ich wollte anrufen und fragen, ob ihre Geschichte in diesem Buch erzählt werden darf. Ich entdeckte das Foto einer eleganten, jungen Architektin. Eine kluge, interessant aussehende Frau schaute mich unmittelbar an. Wir haben länger miteinander telefoniert. Sie dosiert und nimmt in Abständen das Mittel weiter selbstständig ein. In allem Auf und Ab des Lebens geht es ihr weiter ähnlich gut, wie sie es in dem Brief ausdrückt. Es war ein nachdenkliches, schönes und heiteres Telefonat, an das ich gerne denke.

Wenn Deine Einsicht meiner Lehre widerspricht,
folge Deiner Einsicht.
Buddha zugeschrieben

LEBEN RETTEN, MENSCHEN HEILEN – GRENZEN DER SCHULMEDIZIN, CHANCEN DER HOMÖOPATHIE

Vor einigen Monaten kam eine Freundin unserer Familie vom Joggen zurück, wurde plötzlich leichenblass und sackte auf dem Küchenfußboden zusammen. Sie hatte eine Aortenruptur erlitten, das bedeutet, ihre Hauptschlagader war gerissen. Es folgten Notruf, Ambulanz und Notoperation, ihr Leben hing an einem hauchdünnen Faden. Dank modernster Technik im Rettungswagen und einer meisterhaften Operation konnte es gerettet werden; mittlerweile ist ihre Reha so weit fortgeschritten, dass sie wieder Sport treibt und als Therapeutin arbeitet.
So kurz, so eindrücklich kann man beschreiben, welche Leistungen die Schulmedizin Tag für Tag erbringt. Und das gilt nicht nur in glücklichen Einzelfällen. Als Samuel Hahnemann 1843 starb, war er 88 Jahre alt, das war seinerzeit eine absolute Ausnahme. Heute entspricht es fast dem Durchschnittsalter, auf das sich deutsche Rentner einstellen können. Die Entwicklung verlangsamt sich zwar, aber die Lebenserwartung steigt in den Industrienationen bis heute immer weiter an. Der uralte Menschheitstraum von einem längeren Leben scheint sich für uns zu erfüllen: die allermeisten werden doppelt so alt wie ihre Urgroßeltern. Vor allem aus dieser imposanten Leistung heraus hat sich ein absoluter Allgemeingültigkeitsanspruch der Schulmedizin abgeleitet. Aber wie sicher, wirksam oder fehlbar ist

dieses weitläufige und heterogene System, das wir zusammen-
fassend Schulmedizin nennen?

Ein anderes Fallbeispiel: Eine Frau Anfang vierzig litt vor einigen Jahren an Verdauungsstörungen. Sie ging zu ihrem Arzt,
der verschrieb ein leichtes Antibiotikum, das schlug sofort an,
sie fühlte sich besser. Antibiotika wirken schnell und zuverlässig, zu ihren Nebenwirkungen gehört allerdings, dass sie den
Darm angreifen. Einige Wochen später kamen die Probleme
zurück, deutlich stärker als zuvor. Der Arzt verschrieb wieder Antibiotika und erhöhte sicherheitshalber gleich die Dosis.
Wieder wirkte das Medikament eine Zeitlang, wieder war der
Erfolg nicht von Dauer, und auch dieses Mal wurden die Beschwerden schlimmer als zuvor. Welche Konsequenz zog der
Hausarzt? Er erhöhte, man ahnt es bereits, die Dosis der Antibiotika. Dieser Kreislauf setzte sich fort, bis die Patientin nach
ein paar Jahren durch die Störung der Darmflora und nach-
folgende Allergien keine normale Nahrung mehr vertragen
konnte. Bei akuten Schüben musste sie für Tage oder Wochen
krankgeschrieben werden. Dabei war besagter Hausarzt kein
unfähiger Kurpfuscher, er hielt sich an die Vorgehensweise der
modernen Verschreibungspraxis, ordnete einige Tests bei Spezialisten an und erhöhte – als diese ergebnislos blieben – die
Dosierung der Medikamente, bis sie ihre Wirkung wieder ent-
falteten. Die allmähliche Eskalation so einer Krankheit sollte
man nicht der Unfähigkeit eines einzelnen Arztes anlasten. Bei
so einem, heute alltäglichen Fall ist die Schulmedizin schlicht
an den Grenzen ihrer Möglichkeiten angelangt.

Diese beiden realen Geschichten zeigen die Pole, zwischen denen die Schulmedizin heute steht. Zugespitzt kann man sagen:
Wer nach einem Autounfall mit doppeltem Überschlag in seinem Wagen eingequetscht wurde, der ruft nicht als Erstes nach
seinem Homöopathen. Und wer seit Jahren mit einem chronischen Leiden von Praxis zu Praxis gepilgert ist, der erwartet
mehr als einen kurzfristigen Aufschub mit heftigen Nebenwir-

kungen. Den allermeisten Kranken ergeht es nun aber wie der Patientin in unserem zweiten Beispiel. Der Prozentsatz chronischer Krankheiten hat in den letzten vierzig Jahren dramatisch zugenommen, mittlerweile gilt fast ein Viertel der Deutschen als chronisch krank. Im Klartext bedeutet das: Mindestens jeder fünfte Mensch leidet dauerhaft an einer Krankheit, für die die Schulmedizin keine Heilmethode kennt.

Es ist nicht schwer, die Schulmedizin in Bausch und Bogen zu kritisieren, es gibt Hunderte Warnschriften, Schwarzlisten und Wutbücher. Aber uns ist hier nicht an einer Generalschelte gelegen, und kein vernünftiger Arzt würde für den völligen Verzicht auf moderne Diagnostik und Therapie plädieren. Es gibt vor allem vier Bereiche, in denen die Schulmedizin Unverzichtbares leistet: in der Unfallheilkunde, in der Chirurgie, bei der Hygiene und in der Intensivmedizin. Wer in eine akute Gesundheitskrise gerät, kann selbst in schweren Fällen davon ausgehen, dass die Schulmedizin effizient helfen kann.

Übrigens soll hier nicht der Eindruck entstehen, der klassische Hausarzt sei überflüssig. Ein Hausarzt, der sein Handwerk versteht, der also richtig diagnostiziert und angemessen behandelt, ist in vielen Fällen ein guter Ansprechpartner. Gutes ärztliches Handwerk bedeutet nach unserer Definition vor allem, auf Unnötiges zu verzichten: Auf teure Gerätediagnostik, wo eine gründliche Untersuchung reichen würde. Oder auf Antibiotika bei einer leichten Infektion. Die Urlaubsvertretungen der eigenen homöopathischen Praxis haben wir am liebsten solchen zuverlässigen Schulmedizinern anvertraut, denn bei ihnen wussten wir unsere Patienten in sehr guten Händen.

FAZIT

- Die Schulmedizin ist in bestimmten Bereichen unersetzlich.
- Die Quellenhomöopathie kann heilen, wo die Grenzen der Schuldmedizin überschritten werden.

Eine Frage der Mittel

Was sind also die signifikanten Schwachstellen der pharmazeutischen und gerätebasierten Medizin, und in welchen Fällen könnte die Homöopathie eine Alternative bieten?

Im Sommer 2012 erging beim Bundesgerichtshof ein ebenso aufschlussreiches wie beunruhigendes Urteil. Mehrere Ärzte hatten ihren Patienten ausschließlich Produkte von einigen wenigen Pharmafirmen verschrieben. Über diese Zuvorkommenheit waren die betreffenden Unternehmen offenbar so gerührt gewesen, dass sie als Dankesschreiben Schecks über bis zu 10 000 Euro ausstellten.

Dieses System war mehrere Jahre gelaufen wie geschmiert, als die betreffenden Ärzte schließlich angeklagt wurden, musste der Bundesgerichtshof sie freisprechen. Die Richter hatten dieses Urteil offenbar mit einem gewissen Unwohlsein abgefasst, denn sie erklärten in der Urteilsbegründung ein »korruptives Verhalten« sei eindeutig erkennbar. Bei derzeitiger Rechtslage aber sei das Vorgehen der Firmen und Ärzte nicht strafbar. Denn Ärzte haben keine rechtliche Sonderstellung, sie sind Freiberufler wie beispielsweise Gaststättenpächter, denen es zusteht, nur Bier einer einzigen Brauerei auszuschenken und sich dafür besonders gute Konditionen zuzusichern. Wir erwarten von Ärzten andere ethische Standards als von Kneipenwirten (auch wenn sich beide an die Schweigepflicht gebunden fühlen mögen), doch das Problem bei diesem vielbeachteten Urteil ist eigentlich weniger das juristische Schlupfloch als vielmehr das Schattenpersonal, das sich diese Grauzone so lukrativ nutzbar gemacht hatte. Dieser konkrete Fall führt uns direkt zu einem der größten Probleme unseres Gesundheitswesens.

Werbung für verschreibungspflichtige Medikamente ist in Deutschland verboten, aber die Industrie hat andere Wege gefunden, ihre Produkte auf dem Gesundheitsmarkt in ein gutes

Licht zu setzen. Und die sind nicht nur effektiv, sondern auch völlig intransparent. Großzügig unterstützt werden Symposien, Weiterbildungsmaßnahmen und eigentlich unabhängige Selbsthilfeorganisationen.

Ein Heer von 20 000 Pharmavertretern pflügt tagtäglich deutsche Arztpraxen und Apotheken ab und verteilt großzügig Gratismedikamente, Yogamatten, Kaffeemaschinen sowie – in besonders krassen Fällen – Bestechungsgelder, getarnt als Vortragshonorar. Hinzu kommt eine sehr einflussreiche Lobby, die schon mehrfach politische Steuerungsversuche unterbunden hat, so dass etwa die Medikamentenpreise hierzulande noch immer unangemessen hoch sind. Und seit deutsche Universitäten begonnen haben, externe Drittmittel für ihre Forschungen einzuwerben, gewinnt die Branche auch hier spürbar an Einfluss. Die Pharmaindustrie hat an vielen wichtigen Schnittstellen ihre Interessenvertreter in Stellung gebracht, und diese mächtige Position der Pharmaindustrie hat weitreichende Konsequenzen für unsere Gesellschaft.

2013 gab das Robert Koch-Institut die Ergebnisse einer großangelegten Studie zur Gesundheit deutscher Erwachsener bekannt: 75 Prozent aller Untersuchten nahmen regelmäßig Arznei- und Nahrungsergänzungsmittel ein, der überwiegende Teil davon war verschreibungspflichtig. Es ist keine Übertreibung sondern Realität: Keine Pillen zu schlucken ist zur Marotte einer Minderheit geworden. Mit zunehmendem Alter werden die treuen Kunden umso konsumfreudiger. In der Gruppe der Siebzigjährigen sind es dann schon durchschnittlich fünf Präparate pro Rentner, von Familien und Pflegern Woche für Woche, Tag für Tag in die bunten Pillendosen gelegt und anschließend geschluckt. Die negativen Wechselwirkungen, die bei dieser sogenannten Polypharmazie entstehen, können auch Fachleute kaum kalkulieren.

Diese Pillenorgie ist nicht eben günstig, auch wenn wir es durch unsere *Allgemeine Krankenversicherungspflicht* immer nur indirekt merken, denn jährlich entstehen den Kassen Kosten zwischen 30 und 40 Milliarden Euro. Mit unseren pharmazeutischen Exzessen halten wir Beitragszahler also eine aufgeblähte Riesenindustrie am Leben, die eine ausgeprägte Profitorientierung zeigt und für die chronische Krankheiten eine besonders zuverlässige Einnahmequelle darstellen. Gleichzeitig versickern in diesem Wirtschaftssektor Milliardensummen in Schattenbereichen, ohne dass sie irgendeinem Patienten zugutekämen. Es gibt sehr viel Geld im Gesundheitswesen zu verteilen, aber seine Verwendung ist zum Teil recht fragwürdig. Vor diesem Hintergrund erscheint es geradezu lächerlich, wenn Politiker wie der SPD-Gesundheitsexperte Karl Lauterbach fordern, man solle die Zahlung von homöopathischen Heilmitteln nicht mehr erstatten, um die Beitragszahler zu entlasten. Das mag bei manchen Skeptikern gut ankommen, doch es handelt sich um eine reine Scheindebatte. Der Anteil von Homöopathika an den deutschen Arzneimittelkosten liegt deutlich unter einem Prozent; das Einsparungspotenzial des Herrn Lauterbach ist nicht eben überwältigend. Das Kernproblem liegt aber ohnehin nicht bei der Erstattung der Globuli, sondern eher schon bei der Vergütung der Anamnesen. Studien wie Fallbeispiele belegen deutlich, dass die Homöopathie ein großes Potenzial entfaltet, für das es in der Schulmedizin teilweise keine Entsprechung gibt.

Gerade zu Beginn einer Therapie brauchen Arzt und Patient allerdings Zeit, das richtige Heilmittel zu finden, nach der Auswertung des ausführlichen Fragebogens dauert die Erstanamnese selbst oft noch einmal drei bis sechs Stunden. Je länger eine erfolgreiche Therapie läuft, umso seltener und kürzer werden die Gespräche dann in den darauffolgenden Jahren. Die ersten Krankenkassen haben erfreulicherweise damit begonnen, Homöopathie in ihren Leistungskatalog aufzunehmen. Allerdings liegen Erstattungsvorgaben und Praxisalltag noch weit auseinander. Übernommen werden meistens eine einstündige Erstanamnese sowie anschließend ein halbstündiges Gespräch pro Quartal. Die tatsächlich zu Behandlungsbeginn entstehenden Kosten können die Versicherten damit in aller Regel nicht decken. Ein grundlegendes Problem unseres Gesundheitswesens ist also wirtschaftlicher Natur. Allerdings nicht, weil es an Geld mangelt, sondern eher wegen eines Missverhältnisses in der Verwendung der finanziellen Ressourcen.

Neue Aufgaben, veraltete Weltbilder

Ein weiteres Problem des Ungleichgewichts zwischen Schulmedizin und Homöopathie liegt in der naturwissenschaftlichen Ausbildung des medizinischen Personals, und das betrifft Homöopathie und Schulmedizin gleichermaßen. Auf der einen Seite steht der Doktor der Medizin, der zu den prestigeträchtigsten akademischen Abschlüssen überhaupt zählt. Das liegt, neben dem allgemeinen Ansehen von »Herrn oder Frau Doktor«, an den hohen Einstiegshürden für das Studium und am enorm großen Lernpensum, das die Studenten zu bewältigen haben. Dabei kritisieren Fachleute eben dieses Studienmodell schon seit vielen Jahren. Eine Folge der Studentenproteste von 1968 war die Liberalisierung vieler Studiengänge hin zu mehr Wahlfreiheit und Eigenverantwortung der Studenten, am Medizinstudium ist dieser Wandel nahezu spurlos vorbeigegangen. Bis heute werden überwiegend das Auswendiglernen von Lehrbüchern und die Multiple-Choice-Fragebogen-Methode exerziert. Wer am meisten gebüffelt hat und am genausten wiederkäuen kann, der bekommt die höchste Punktzahl. Wichtige Grundanforderungen des späteren Berufslebens werden hingegen völlig vernachlässigt. Die eigenständige Erarbeitung und Bewertung wissenschaftlicher Arbeiten etwa ist im Lehrplan nicht vorgesehen. Ein unschönes Resultat dieser mangelhaften Ausbildung ist, dass viele Ärzte nicht in der Lage sind, die Validität komplex formulierter Studien zu hinterfragen. Die Pharmaindustrie ist sich dieser Wissenslücken offenbar bewusst. Erstaunlich viele neu zugelassene Medikamente haben überhaupt keinen Innovationswert, es handelt sich nur um minimale Variationen bekannter Präparate. Die veränderten Neuauflagen haben lediglich den Vorteil, ihren Herstellern höhere Gewinnmargen durch neuerlichen Patentschutz zu garantieren. Die Techniker Krankenkasse hat ermittelt, wie viel Prozent aller neu zugelassenen Medikamente des Jahres 2011 echten Innovationswert hatten; es waren nicht 70, 50 oder wenigstens 30, sondern weniger als 10 Prozent. Trotzdem haben es viele überflüssige Neuauflagen alter Arzneimittel in die ärztlichen Leitlinien zur Behandlung der jeweiligen Krankheit geschafft, sie werden also regelmäßig verschrieben. Ironischerweise hat die rückständige Ausbildung unserer Ärzte zur Folge, dass die Evidenz für viele schulmedizinische Medikamente mittlerweile schlechter ist als für die Homöopathie.

Auch die Ablehnung der Homöopathie selbst speist sich übrigens oft aus den Defiziten des Medizinstudiums. Viele Ärzte haben bis heute ein mechanistisches Weltbild auf der Grundlage der Newtonschen Mechanik. Daran war lange Zeit nichts verkehrt, immerhin handelt es sich um einen Meilenstein der Geistesgeschichte, sie begründete die klassische Physik und revolutionierte unser Weltbild. Doch die Wissenschaft ist dort nicht stehen geblieben, insbesondere das 20. Jahrhundert hat neue und ebenso einschneidende Theorien hervorgebracht. Heute wissen wir zwar, dass Newton recht hatte, aber auch, dass seine Modelle die Wirklichkeit nur grob vereinfachend beschreiben. Mit ihnen werden wir die Homöopathie nicht erklären können, und wir sind gut beraten, uns nicht exklusiv an die Weltsicht einer atavistischen Rohskizze zu klammern.

Auf der anderen Seite des naturwissenschaftlichen Grabens stehen bis heute viele Homöopathen, die sich bewusst der Frage nach Wirksamkeitsbeweisen verschließen. Jahrzehntelang hat man sich in diesem Lager mit der Begründung zufriedengegeben, die guten Heilungsverläufe von Patienten würden die Wirksamkeit beweisen. Da es die Homöopathie schon so lange gebe, müsse sie schließlich wirken. Auch hierbei handelt es sich natürlich um einen fatalen Fehlschluss, denn einzelne Erfahrungen beweisen nicht das Durchbrechen der Naturgesetze. Trotzdem war diese Position, sich einem faktenbasierten rationalwissenschaftlichen Diskurs zu entziehen, lange Zeit recht erfolgreich. Die Homöopathie führte ein Nischendasein, das allgemeine Interesse war gering, und wer sich behandeln ließ, war ohnehin überzeugt. Mit dem Boom der letzten zwanzig Jahre hat aber auch das Interesse von außen massiv zugenommen, vom *Spiegel* über *Die Zeit* bis zur *Bunten* haben Medien dem Thema Berichte, Dossiers und große Titelgeschichten gewidmet. Auf der Suche nach stichhaltigen Argumenten für die Homöopathie sind sie dabei kaum fündig geworden, auch wenn ein Teil der Journalisten durchaus danach gesucht hatte.

Nach Jahrzehnten einer selbst gewählten Isolation von der Wissenschaft und scholastisch geprägter Guru-Verehrung tun sich viele Homöopathen schwer, auf die neuen Anforderungen einzugehen. Dabei täten sie gut daran, einige ungünstige Einflüsse des 19. Jahrhunderts hinter sich zu lassen und beherzt über Hahnemanns langen Schatten zu springen. Den in diesem Buch vorgestellten Forschungsergebnissen einen Weg ins öffentliche Bewusstsein zu bahnen, wird ohnehin einiges Engagement brauchen. Vor einigen Jahren veröffentlichte das *Lancet*-Magazin die bereits erwähnte homöopathiekritische Studie von Aijing Shang mit der Titelzeile: »Das Ende der wissenschaftlichen Homöopathie«. Diese vielzitierte Arbeit war methodisch so schwach ausgeführt, dass sich die Redaktion später selbst von ihr distanzierte. Kurz zuvor hatte man bei der Zeitschrift die im dritten Kapitel vorgestellte Studie zur Behandlung von ADHS eingereicht. Der Studienleiter Heiner Frei kann sich noch gut an die denkwürdige Antwort der Redaktion erinnern:

Seine Arbeit sei ausgezeichnet und ihr Ergebnis interessant. Der Artikel sei aber für *The Lancet* nicht geeignet, weil die Leser kein Interesse an diesem Thema hätten.

Veröffentlicht wird also, was dem Weltbild des Lesers entspricht (oder ist es vielleicht eher das der Redakteure?), egal wie mangelhaft die Methodik ist. Gleichzeitig wird gute Forschung wissentlich unter den Tisch fallen gelassen. Viele Wissenschaftler, die im Bereich Homöopathie forschen, haben sich mit diesem sogenannten → *publication bias* resigniert abgefunden. Ein belgisch-britisch-holländisches Forschungsteam hat dieses Ungleichgewicht in der internationalen Fachpresse untersucht und seine Ergebnisse folgendermaßen zusammengefasst: Die Behauptung, Homöopathie widerspreche der Wissenschaft, ist selbst unwissenschaftlich. Zumindest wenn man davon ausgeht, dass wissenschaftliche Behauptungen erstens präzise und zweitens auf nachweisbaren Fakten begründet sein müssen. Derzeit gibt es weltweit keine einzige valide Studie, die die Behauptung stützt, homöopathische Globuli hätten keine Wirkung und die Methode helfe nicht besser als ein Placebo. Der Zeitpunkt scheint ausgesprochen günstig, die eingefahrenen Muster in der Berichterstattung zu durchbrechen. In der Gesamtgesellschaft gibt es ein echtes Interesse an der Wirksamkeit von Homöopathie. Dem kann man mit den Ergebnissen der modernen Forschung getrost begegnen. Zudem gibt es ein ungebrochenes Bedürfnis nach ihrem Heilungspotenzial – und das in einem Gesundheitssystem, das derzeit Milliardenbeträge mit teilweise bescheidenem Erfolg in fragwürdige Kanäle leitet. Am Anfang dieses Buches stand die Frage: Was heilt? Die Antwort darauf könnte eine moderne Medizin sein, bei der Hightech-Therapien und Homöopathie gemeinsam und entsprechend ihrer jeweiligen Vorteile eingesetzt werden. Mit dem Ergebnis, das wir nicht nur immer länger, sondern auch gesünder und, wer weiß, vielleicht sogar glücklicher leben.

FAZIT

- Die Homöopathie kann das Gesundheitswesen kostengünstig ergänzen. Insbesondere bei chronischen Erkrankungen, die schulmedizinisch oft nicht heilbar sind.
- Die Veröffentlichung positiver Studien zur Homöopathie ist noch immer sehr schwierig, da die Vorbehalte der verantwortlichen Journalisten weiter groß sind (→ *publication bias*). Das macht die Arbeit der Grundlagenforscher oft mühsam – trotz hervorragender Ergebnisse.

EIN FALLBEISPIEL AUS DER PRAXIS:
KAPITÄN AUF DER LETZTEN REISE

Ich habe die Erfahrung gemacht, dass Homöopathie Menschen in den verschiedensten Lebensphasen helfen kann. Auch in der letzten, wenn das Leben sich seinem Ende zuneigt. Zum Abschluss möchte ich solch eine Geschichte erzählen, von einem alten Patienten, den ich über mehrere Jahre behandelt und begleitet habe.

Seine Kinder nannten ihn mitunter scherzhaft »Chef«, »General« oder »Käpt'n«. Er war ein Mann von Charakter und für seine Familie mit Sicherheit nicht immer einfach zu nehmen. Als er mich das erste Mal konsultierte, litt er unter Blutdruckproblemen und Herzinsuffizienz, vor allem aber an schweren Depressionen. Von Homöopathie hielt er nichts, es machte ihm sichtlich Spaß, mich ab und an zu fragen, wann ich gedächte, wieder »richtige« Medizin zu praktizieren. Auf eine grundlegende Art aber verstanden wir uns, und er hat meinem Urteil, zu meinem Erstaunen, immer vertraut. Er erzählte mir, seine Depressionen hätten sich in der Lebensmitte entwickelt, als er sich damit abfinden musste, Lebensziele, die er sich gesetzt hatte, nicht erreichen zu können. Er hatte das Gefühl, trotz großer Potenziale zu wenig verwirklicht zu haben. Tatsächlich berichteten mir die Kinder aber, er habe nicht nur einen ungewöhnlichen beruflichen Werdegang gehabt, sondern nebenbei aus sehr bescheidenen Mitteln ein Vermögen an der Börse aufgebaut. Er hatte außerdem eine Leidenschaft fürs Schreiben, und seine Arbeiten zum Widerstand gegen das Naziregime waren unter Fachleuten und Politikern auf lebhaftes Interesse gestoßen. Die Familie beschrieb ihn als stur, aber auch als sehr geradlinig, als streng und gleichzeitig fürsorglich und gütig.

Ich habe ein erstes Heilmittel verordnet, das nach den Repertorien und der Systematik des Periodensystems die meisten seiner seelischen und körperlichen Symptome abdeckte. Die Depressionen besserten sich, der Blutdruck wurde normal, und nach einigen Monaten konnte der Kardiologe keine Herzinsuffizienz mehr feststellen. Zehn Jahre lang lief diese Behandlung sehr beständig und ohne größere Zwischenfälle.

Dann wurde ich zu dem Patienten gerufen, nachdem wir uns ungefähr fünf Monate nicht gesehen hatten. Er war bettlägerig und sehr schwach, er hatte in sechs Wochen zweiundzwanzig Kilo Gewicht verloren. Die Angehörigen berichteten, dass er auch kleinste Nahrungsmengen und sogar Flüssigkeit sofort wieder erbreche und schon seit mindestens zwei Wochen keinen Stuhlgang mehr habe. Offenbar bestand kcinerlei funktionierende Magen-Darm-Passage mehr. Zusammengenommen wiesen diese Symptome sehr deutlich auf ein fortgeschrittenes Tumorgeschehen im Bauchraum in der finalen Phase hin. Dennoch lehnte der »Käpt'n«, gegen meinen ausdrücklichen Rat, jede weitere Diagnostik ab. Er wollte weder, dass ich Kollegen hinzuzog, noch, dass weitergehende Maßnahmen ergriffen würden. Das Einzige, was er erhoffte, war ein Mittel gegen die andauernde und ausgeprägte Übelkeit. Doch das alte homöopathische Heilmittel zeigte keine Wirkung mehr.

In dieser Zeit hatte ich begonnen, die Quellenmethode systematisch bei Patienten auszuprobieren. Wir haben zusammen eine neue Anamnese durchgeführt und kamen diesmal zu einem anderen, bislang unbekannten Mittel. Ich habe dieses Mittel neu herstellen lassen und in sehr geringer Dosierung bestellt und eine Einnahme jeweils morgens und abends verordnet. An den ersten vier Tagen wurden die Beschwerden unmittelbar nach der Einnahme stärker, für den Rest des Tages aber deutlich besser. Ich war mir damals über die Wirksamkeit der Quellenmethode noch nicht sicher. Da aber das erste Mittel überhaupt nicht mehr wirkte, das neue aber zeitweise Besserung versprach, riet ich, die Therapie fortzuführen – in der Hoffnung, ihm diese letzte Krankheitsphase zu erleichtern. Nach vier Tagen besserte sich die Übelkeit deutlich. Nach zwei Wochen hörte ich, der Patient sei aufgestanden und habe das Haus verlassen.

Er hatte Kinder und Enkel besucht und eine erste kleine Mahlzeit zu sich genommen. Etwa einen Monat nach Therapiebeginn setzte langsam eine Normalisierung seiner Verdauung ein. Er nahm seine täglichen Spaziergänge wieder auf und fuhr nach einigen Wochen mit seinem Sohn und dessen Familie in Urlaub. Er war immer gerne geschwommen, und auch diesmal stieg er in die achtzehn Grad kalte Ostsee.

Gegen jede Wahrscheinlichkeit, und zur Überraschung des eingefleischten Schulmediziners in mir, dauerte dieser verbesserte Zustand auch mehrere Monate an. Der Patient aß wieder regelmäßig kleine Mahlzeiten, er war oft ausgesprochen fröhlich und begann regelmäßig längere literarische Texte aus dem Gedächtnis zu zitieren, meistens kurz nach der täglichen Mitteleinnahme. Anders als das vorherige Mittel wirkte die Quellenverschreibung offenbar auch positiv auf die vorher rasch zunehmende Altersvergesslichkeit. Körper und Gemüt waren in einer so guten Verfassung, wie man es sich für den eigenen Lebensabend wünscht.

Zweimal wurde die Therapie von den Angehörigen in der folgenden Zeit für einige Wochen ausgesetzt, beide Male nahmen Appetitlosigkeit und Schwermütigkeit wieder zu. Mit der Wiedereinnahme des Quellenmittels stabilisierte sich der Zustand des Patienten jedes Mal wieder. In dieser Zeit veröffentlichte ich ein Fachbuch, in dem ich seine Geschichte zum ersten Mal erzählte. Ich habe dem alten Herrn meinen Text vorgelegt, den er entgegen meiner Erwartung ausgesprochen mochte. Er ergänzte den Text und gab mir die Erlaubnis, seine Geschichte zu erzählen.

Zwei Jahre lang lebte der Patient nahezu beschwerdefrei und versorgt von seiner Familie in der eigenen Wohnung. Über seinen Tod hatte er immer sehr klar und ruhig mit mir gesprochen, und das änderte sich auch dann nicht, als seine Kräfte schließlich nachließen. Über einige Wochen nahm der Appetit langsam wieder ab, und der Patient konnte die Wohnung immer seltener verlassen. Trotz nachlassender Kräfte erlebte ich ihn in dieser Zeit weise und oft auch heiter. Bei einem unserer letzten Treffen saß der »Käpt'n« auf seinem Sofa und zitierte klar und eindrücklich aus dem Gedächtnis Goethes Faust:

»Dein Anblick gibt den Engeln Stärke,
Da keiner Dich ergründen mag,
Und alle Deine hohen Werke
Sind herrlich wie am ersten Tag.«

In den nächsten Tagen reisten Kinder und Enkel aus verschiedenen Teilen Deutschlands an, um sich zu verabschieden. Drei Tage später starb der alte Herr nach kurzem Ringen friedlich im Arm eines seiner Kinder und im Kreis seiner Familie.

Ich füllte an diesem Tag den Totenschein zusammen mit meiner Kollegin Sabine Wörz aus, die lange als Oberärztin in der Onkologie gearbeitet hatte. Wir hatten den Patienten in den letzten Monaten gemeinsam besucht. Sie sagte mir, sie habe nie zuvor einen Krebspatienten erlebt, der so friedlich, beschwerdefrei und selbstbestimmt gestorben sei. Bis heute, so erzählte sie mir, denkt sie bewegt an dieses Erlebnis zurück.

WIE GEFÄHRLICH IST HOMÖOPATHIE?

»Wer heilt, hat recht? Falsch!«
Eine interessante These, oder? Sie findet sich auf der Website der Organisation GWUP. Hinter dem heiteren Akronym verbirgt sich die »Gesellschaft zur wissenschaftlichen Untersuchung von Parawissenschaften e. V.«. Kürzer und deutlicher lautet der Untertitel: »Die Skeptiker«. In der GWUP sammelt sich eine Gemeinschaft, die sich selbst als die *»wirklich wissenschaftliche«* definiert. Etwas überspitzt könnte man ihre Lebensanschauung so zusammenfassen: Unser Köper funktioniert nach immer gleichen Prinzipien von Ursache und Wirkung, er ist eine organische Maschine. Eine relativ komplexe zwar, aber mit soliden Grundkenntnissen in Physik, Chemie und etwas Biologie kann man die Funktionsweise dieser Maschine hinreichend erklären.

Sie meinen nun vielleicht, das Leben sei ein Mysterium und die ganz großen, die letzten Fragen noch offen? Bitte, sagen die Skeptiker, seien Sie nicht albern. Wenn man den Körper verstehen will, muss man ihn nur in seine Einzelteile zerlegen, immer kleiner und kleiner. Bei der kleinsten messbaren Stufe ist man dann am Grund der Erkenntnis angekommen. Weil das alles so schön logisch und deduktiv funktioniert, kommen die kritischen Geister von GWUP zu dem Schluss »Wer recht hat, heilt!«.

Recht hat nach Ansicht der GWUP ausschließlich die Schulmedizin, sie ist der einzig zulässige Weg zu Heilung und zu dauerhafter Gesundheit; für alle Patienten gleichermaßen. Diese Universalgültigkeit wird stets mit der Sorge um das Patientenwohl begründet. Mir kam beim Lesen dieser Schriften der alte Medizinerwitz in den Sinn: »Herr Doktor, ich fühle mich heute viel schlechter!« »Falsch! Sie sind geheilt, aber das können Sie als Laie natürlich nicht beurteilen.« Eine erfolgreiche Therapie nach diesem Rezept sieht in Wirklichkeit oft folgendermaßen aus: Ein Patient leidet an einer dauerhaften Erkrankung, darauf verwendet man über Jahre das gesamte Arsenal unseres hochtechnisierten Medizinapparates. Mit dem Ergebnis, dass hinterher die messbaren Laborwerte wieder einigermaßen im Lot sind. Die so Therapierten sind hinterher aber weder beschwerdefrei noch gesund. Also keineswegs geheilt.

Als ich anfing, an diesem Buch zu arbeiten, hatte ich eine ziemlich klare Vorstellung vom naturwissenschaftlichen Betrieb. Natürlich wusste ich, dass die Skepsis gegenüber der Homöopathie groß ist, und dass man im Ringen um die Wahrheit hart und bisweilen verbissen streitet, kenne ich auch aus meiner eigenen Zunft der Historiker gut. Ich bin damals davon ausgegangen, dass der Diskurs fair und vor allem auf der Basis von Fakten geführt würde. Die Bedingungslosigkeit und die polemische Schärfe vieler Homöopathiekritiker hatte ich nicht erwartet. Dass diese Hardliner Diskussionen verweigern, Studienergebnisse ignorieren und ihre Gegner persönlich diskreditieren, war für mich überraschend. Die Denkweise dieser Wissenschaftspositivisten hat auf mich nur selten den Eindruck intellektueller Reflektiertheit gemacht. Viele Artikel und Bücher strahlen viel mehr einen fundamentalistisch-religiösen Kampfgeist aus. Eine Haltung, wie wir sie sonst bei orthodoxen Gläubigen sehen, wenn sie den alleinigen Wahrheitsanspruch ihrer eigenen Konfession postulieren. Mitunter erschien mir die in diesem Kontext oft geäußerte Sorge um das Patientenwohl eher wie ein Feigenblatt, hinter dem sich die Angst verbirgt, mit liebgewonnenen Überzeugungen brechen zu müssen. Der Kern dieser Überzeugungen ist meines Erachtens ein naturalistischer Fehlschluss. Die Auffassung nämlich, dass sich die Wirklichkeit auf das bisher naturwissenschaftlich Erkannte beschränkt. Oder anders herum: Wo man auf ein Phänomen stößt, das man nicht erklären kann, stellt man einfach fest, an dieser Stelle gebe es auch nichts zu erklären. Diese Vorstellung ist grotesk. Schwerkraft, Fotosynthese, Photonenströme oder unser heliozentrisches Sonnensystem, alle diese Phänomene haben existiert, ganz unabhängig davon, ob unsere menschliche Wissenschaft von ihnen Kenntnis nahm oder nicht. Sie haben sich ihr Dasein sogar zu Zeiten erlaubt, als wir geradezu erbost auf die bloße Idee ihrer Existenz reagiert haben.

Vor diesem Hintergrund hoffe ich, dass es uns gelungen ist, unsere Überlegungen und die Fakten, auf denen sie beruhen, möglichst ausgeglichen und vor allem für Sie nachvollziehbar zu schildern.

Im diesem Buch haben wir auch ein Modell für ein Gesundheitssystem skizziert, in dem medizinische Ansätze ihre jeweiligen Stärken entfalten können, auch wenn sie ganz verschieden sind. Wenn es unserer Gesellschaft in Zukunft gelingt, sich in medizinischen Fragen eher von Tatsachen leiten lassen als von Überzeugungen oder von unserer oft beschränkten Vorstellungskraft, dann ist das, meiner Ansicht nach, ein entscheidender Schritt zu umfassender Gesundheit, so wie sie die WHO in ihrer Verfassung definiert:

»Gesundheit ist ein Zustand des vollständigen körperlichen, geistigen und sozialen Wohlbefindens und nicht nur das Fehlen von Krankheit oder Gebrechen.«

Mark-Alexander Brysch

FAQ –
HÄUFIG GESTELLTE FRAGEN

Wie sind homöopathische Ärzte qualifiziert?
Ein Arzt, der sich bei der Ärztekammer für die Zusatzbezeichnung »Homöopathie« qualifizieren möchte, muss eine einjährige Weiterbildung absolvieren. Vor einigen Jahren dauerte es noch drei Jahre, diese Zusatzbezeichnung zu machen, angehende Homöopathen wurden also deutlich umfangreicher angeleitet. Diese gründliche Ausbildung wurde auf Druck von kritischen Verbandsfunktionären drastisch gekürzt, Ärzte, die sich als Homöopathen ausbilden lassen, müssen heute zusätzlich eine andere Facharztausbildung machen.

Um auch weiterhin eine profunde Ausbildung zu gewährleisten, hat der Deutsche Zentralverein homöopathischer Ärzte (DZVhÄ) deswegen das »Homöopathie-Diplom« geschaffen. Ärzte mit dieser Qualifikation haben sich zu einer dreijährigen berufsbegleitenden Weiterbildung und zur ständigen und sehr umfangreichen Fortbildung verpflichtet. Auf dem Praxisschild ist der Unterschied zwischen den beiden unterschiedlichen Qualifikationen leider nicht zu erkennen. Mit einem Anruf in der Praxis kann man aber klären, ob ein Arzt sich auch nach den Kriterien des DZVhÄ weiterqualifiziert hat, oft ist diese Information auch auf der Praxiswebsite einzusehen.

Wie sind homöopathische Heilpraktiker qualifiziert?
In Deutschland hat das Gesundheitswesen mit den Heilpraktikern eine weltweit nahezu einzigartige Sonderform freier Therapeuten ohne staatliche Approbation. Die Qualifizierung dieser Heilpraktiker ist vollkommen unterschiedlich. Die Mindestanforderung ist eine Prüfung beim Gesundheitsamt. Wer hier solides medizinisches Basiswissen in der Heilpraktikerprüfung nachweist, darf sich offiziell schon als Heilpraktiker

159

bezeichnen und anschließend ohne weitere Ausbildung oder Prüfung homöopathische Therapien anbieten. Auf die Prüfung bereiten sich jedoch viele Heilpraktiker eigens an besonderen Schulen vor, außerdem lassen sich homöopathische Therapeuten oft über mehrere Jahre weiterbilden.

Es gibt also hervorragend ausgebildete und sehr kompetente homöopathische Heilpraktiker. Dennoch gilt bislang: Hier ist es besonders schwierig, einen Einblick in die Ausbildungswege zu bekommen. Wer nicht mehrere Heilpraktiker einzeln zu ihren Qualifikationen befragen möchte, kann sich online beim Bund Klassischer Homöopathen Deutschlands oder beim Verband Klassischer Homöopathen Deutschlands informieren. Diese Institutionen haben Zertifizierungen für Homöopathen geschaffen und stellen Therapeutenlisten online. Allerdings ist auch hier bisher nicht zu erkennen, welche genaue Form von Homöopathie die Zertifizierten anwenden.

Wie findet man einen guten Homöopathen?

Es gibt kein Patentrezept, im Grunde kann man es aber genauso angehen wie bei der Wahl anderer Experten auch, beispielsweise bei der richtigen Autowerkstatt. Wenn ich meine Batterie nicht selbst austauschen kann, muss ich zunächst mal dem Meister vertrauen, dass er das Richtige unternimmt. Das Ergebnis seiner Arbeit kann ich dann durchaus beurteilen. Vor allem sollte mein Auto hinterher fahren, dafür ist es schon mal hilfreich, wenn tatsächlich die Batterie getauscht wurde und nicht der Vergaser. Außerdem muss der Austausch sorgfältig durchgeführt werden, wenn sich die Kabel nach ein paar Wochen wieder lockern, springt mein Wagen auch mit neuer Batterie nicht an.

Bei einem Homöopathen sollte man auf Folgendes achten: Habe ich das Gefühl, dass er die Anamnese sorgfältig durchführt, die richtigen Fragen stellt, zum Kern meiner Probleme vordringt? Oder knüpft er vorschnelle Assoziationen, die mir selbst abwegig erscheinen? Und vor allem natürlich: Geht es mir unter der Therapie besser? Und ist diese Besserung von Dauer? Natürlich darf ich meinen Arzt oder Heilpraktiker auch direkt fragen, welche Homöopathie er betreibt. Solche Fragen von außen kommen noch sehr selten, dabei könnten sie bestimmt einiges in Bewegung setzen.

Was zahlen Krankenkassen bei einer homöopathischen Therapie?

Der Deutsche Zentralverein homöopathischer Ärzte hat mit ungefähr hundert Krankenkassen – darunter auch viele große, gesetzliche – Einzelverträge geschlossen. Alle teilnehmenden Kassen erstatten ihren Patienten eine einstündige Erstanamnese sowie eine halbstündige Folgeanamnese pro Quartal, sofern sie von einem registrierten Vertragsarzt mit Zusatzdiplom des Zentralvereins durchgeführt wird. Das sind weltweit nahezu einzigartig gute Bedingungen, die die Patienten homöopathischer Kassenpraxen deutlich entlasten. Zumal die Anamnese völlig unabhängig von der Diagnose erstattet wird, also für wirklich jeden Patienten.

Nur sehr wenige Ärzte schaffen allerdings eine klassische Einzelanamnese nach dem einstündigen Stechuhrprinzip. Falls Mehrkosten entstehen, müssen die Versicherten diese selbst tragen. In jedem Fall ist es sinnvoll, die Modalitäten vor Beginn der Behandlung gemeinsam mit dem Arzt zu klären.

Informieren Sie sich am besten direkt bei Ihrer Krankenkasse, ob sie einen Vertrag mit dem Zentralverein geschlossen hat und ob dieser auch in Ihrem Bundesland gültig ist (hier gibt es einige Ausnahmen). Sollte Ihre Kasse Homöopathie nicht erstatten, steht es Ihnen frei, zu wechseln. Für gesetzlich Versicherte kann es sehr attraktiv sein, zusätzlich bei einer privaten Kasse eine Zusatzversicherung für homöopathische Behandlungen abzuschließen. In der Regel werden bei diesen Zusatzversicherungen sämtliche Therapiekosten von der Kasse übernommen.

Für privat Versicherte ist die Situation etwas komplizierter, jede Kasse hat eigene Richtlinien. Viele übernehmen sämtliche Kosten, die bei einer homöopathischen Therapie entstehen, egal ob die Versicherten von einem Arzt oder einem Heilpraktiker behandelt wurden.

Für wen ist eine homöopathische Therapie sinnvoll?
Es gibt keine Standardindikation für eine homöopathische Behandlung. Die praktischen Fälle in diesem Buch haben es in ihrer Vielfalt gezeigt: Eine exakte Verordnung wirkt auf die Gesamtheit aller Beschwerden eines Patienten. Körperliche Erkrankungen bessern sich genauso wie psychische – letztere in aller Regel sogar zuerst.
Eben deswegen zahlen Krankenkassen bei homöopathischen Therapien unabhängig von der gestellten Diagnose.

Gibt es bei homöopathischen Behandlungen Nebenwirkungen?
Als Nebenwirkung bzw. unerwünschte Arzneimittelwirkung bezeichnet die Schulmedizin jede Form von schädlichen Reaktionen auf eine Therapie. Gerade bei der Behandlung chronischer Erkrankungen können sie die Lebensqualität von Patienten massiv und dauerhaft beeinträchtigen. Bei einer ganzheitlichen Heilung mit einem richtig verordneten homöopathischen Mittel sind solche Nebenwirkungen nicht zu erwarten.
In den Kohortenstudien, bei denen Schulmedizin und Homöopathie direkt verglichen werden (Kapitel 3), klagte aber ein geringer Teil der Patienten auch in der homöopathisch behandelten Gruppe über Nebenwirkungen. Dafür kann es verschiedene Gründe geben, zum Beispiel die Einnahme weiterer, allopathischer Medikamente. Wahrscheinlich ist aber auch, dass ein Teil dieser Patienten eine sogenannte Erstverschlimmerung erlebt hat. Diese Erstverschlimmerung ist ein Phänomen, das ausschließlich bei homöopathischen Behandlungen auftritt. Wie der Name plastisch beschreibt, handelt es sich um eine kurzzei-

tige Verstärkung der Symptome, bevor die Heilung einsetzt. Bei einer Erstverschlimmerung handelt es sich eigentlich nicht um eine klassische Nebenwirkung, sondern um einen positiven Effekt. Eine Verstärkung der Symptome nach der Mitteleinnahme bedeutet, dass man – wie bei einer Arzneimittelprüfung – genau auf das eigene Krankheitsmuster reagiert, dass die Verordnung in diesem Punkt also exakt getroffen ist.

So eine Erstverschlimmerung stellt kein Gesundheitsrisiko dar, allerdings sollte das Heilmittel in besonders akuten Fällen vorsichtig dosiert werden, um ernsthafte Beeinträchtigungen zu vermeiden – etwa bei Patienten, die schon vor der Einnahme hohes Fieber haben, bei Asthma oder bei Krebserkrankungen.

Ist eine Selbsttherapie sinnvoll?

In den letzten Jahren hat sich mit der generellen Beliebtheit der Homöopathie eine boomende Buchsparte etabliert. Ratgeber zur homöopathischen Selbsttherapie verkaufen sich in Auflagen von zehntausend, manchmal hunderttausend Exemplaren. Ihre Botschaft lautet: Homöopathie ist einfach, jeder kann Alltagsbeschwerden selbst behandeln. Dazu gibt es einen kurzen Abriss über die Grundlagen der Methode und dann eine kleine Sammlung von Symptomen mit den dazugehörigen Mitteln. Die meisten dieser Ratgeber sind also Westentaschenausgaben der Repertorien, mit denen die Homöopathen arbeiten.

Krankheitsbilder sind nach homöopathischem Verständnis ein Zusammenspiel aus sehr verschiedenen beobachteten Symptomen – körperlichen und seelischen. Diese sind besonders bei schweren akuten oder chronischen Erkrankungen äußerst komplex. Es gibt Dokumentationen zu mehreren tausend Mitteln, für jeden Patienten sucht ein Homöopath ein einziges, genau passendes aus. Dieses Gesamtbild auf zweihundert Seiten einzudampfen, entspricht etwa einer Kurzvariante des Berliner Telefonbuchs in einem Pixibuch zusammengefasst. Dort würde man schon einige Nummern finden, aber selten diejenige, die man wirklich sucht, wenn man jemanden dringend erreichen will.

Zudem ist, wie wir dargestellt haben, das Bestreben eines Homöopathen nicht etwa, einzelne Beschwerden mit jeweils eigenen Mitteln zu heilen; diese Denkweise entspricht eher dem Vorgehen der Schulmedizin. Klassische Homöopathie folgt dem Grundsatz, ein Mittel zu finden, das der Gesamtverfassung des Patienten entspricht. Dies schließt immer auch die Gemütsverfassung ein. Und da eine objektive Selbsteinschätzung all dieser Zusammenhänge sehr schwierig ist, vertrauen sich auch ausgebildete Homöopathen, wenn sie erkranken, einem Kollegen an.

Was erwartet der Homöopath vom Patienten?
Es gibt eine Reihe von überlieferten Abstinenzen, die einem homöopathisch behandelten Patienten empfohlen werden. So soll beispielsweise Kaffeekonsum einer erfolgreichen Behandlung abträglich sein. Objektive Untersuchungen zu diesen Traditionen gibt es nicht. Im Fall von Kaffee liegt der Argwohn wahrscheinlich auch darin begründet, dass man seine gesundheitsschädigende Wirkung im 19. Jahrhundert generell überbewertet hat. Da viele Regeln der Homöopathie allerdings sehr exakt beobachtet sind, raten wir unseren Patienten vorsichtshalber, einige Tage nach der Mitteleinnahme auf Kaffee zu verzichten. Zur Vorsicht wird außerdem bei Menthol oder Knoblauch geraten, auch hier kann etwas Mäßigung unmittelbar nach der Mitteleinnahme nicht schaden. Eine gut getroffene Verordnung wird aber bestimmt nicht unwirksam durch eine Tasse Kaffee oder ein Menü mit Knoblauchbutter.

Schulmedizinische Medikamente wie Psychopharmaka, Antirheumatika oder Antibiotika können die Wirkung eines Homöopathikums deutlich abschwächen. Wenn beides gleichzeitig gegeben werden soll, können die homöopathischen Medikamente deshalb als täglich frisch dosierte Gabe in sehr niedriger LM-Potenz passgenau eingenommen werden.

Am wichtigsten für eine anhaltend erfolgreiche Behandlung ist aber noch ein ganz anderer Gesichtspunkt. So paradox es klingt: Patienten müssen auch eine erfolgreiche Therapie durchhalten. Im Verlauf einer gelungenen Behandlung heilen nicht nur körperliche Beschwerden aus, auch viele innere Konflikte finden eine Auflösung. Den Beteiligten selbst und ihrem Umfeld kommt dieser Prozess sehr natürlich vor. Es gibt keine Hauruck-Wirkung, eher eine angenehme Rückkehr zu umfassendem Wohlbefinden. Manche Patienten (oft ursprünglich besonders schwere Fälle) machen die Therapie eine Weile mit und erfreuen sich an der Besserung. Dann kommen sie mit der Zeit unregelmäßiger und schließlich gar nicht mehr, selbst wenn die Wirkung des Mittels nachlässt oder neue Beschwerden auftreten. Diese Fälle sind für die behandelnden Ärzte besonders frustrierend, denn oft genug tauchen die Betroffenen erst Jahre später wieder in der Praxis auf, dann in einem schlimmeren Zustand als je zuvor. Wenn alte oder neue Beschwerden auftreten, sollte eine bisher gut verlaufene Therapie kontinuierlich fortgesetzt werden, und zwar immer dann, wenn wieder psychische oder körperliche Beschwerden auftreten.

Was taugen Komplexmittel?
Viele Hausärzte verschreiben heute auch ohne homöopathische Zusatzausbildung Mittel, die homöopathisch genannt werden. Bei den meisten von ihnen handelt es sich um die sogenannten Komplexmittel. Das sind Kombinationen von verschiedenen Heilmitteln, die für eine bestimmte Erkrankung hergestellt werden. Unter Homöopathen sind diese Mittel umstritten. Natürlich entsprechen sie nicht dem → Simile-Prinzip, nach dem ein Heilmittel für die Gesamtheit aller Beschwerden gefunden werden soll. Komplexmittel orientieren sich (in der Denkweise

der Schulmedizin) eher an bestimmten Indikationen, es gibt also ein Heilmittel für Erkältung, ein anderes für Durchfall.

Im Idealfall sollte immer eine gründliche Anamnese vor einer Mittelgabe stehen. Aber manchmal werden auch bei akuten Gesundheitskrisen homöopathische Globuli zusätzlich zum individuellen Heilmittel verabreicht. Etwa Arnika zur Wundheilung von Schnittverletzungen oder Operationsnarben. So können auch Komplexmittel in dringenden Situationen hilfreich sein. Wenn man mit einer Reisegruppe die Wüste durchquert und ein Magen-Darm-Virus umgeht, sollte man eine Reiseapotheke mit guten Komplexmitteln nicht ausschlagen.

Wie soll ich meine Globuli aufbewahren?

Es gibt erste Untersuchungen, die darauf hinweisen, dass bestimmte äußere Einflüsse den Kügelchen schaden (siehe die Angaben zur Studie von Endler u. a. im Literaturverzeichnis). Da die Arbeiten der Grundlagenforschung auf eine Wirkung durch Schwingungen hinweisen, lagern wir die Globuli in unserer Praxis so, dass sie externen Schwingungsfeldern so wenig wie möglich ausgesetzt sind. Das bedeutet, dass weder eine Dockstation für mobile Haustelefone noch Handys in der Nähe unseres Medikamentenschranks aufbewahrt werden. Ob dies unabdingbar notwendig ist, kann man heute noch nicht abschließend sagen – weitere Forschung dazu ist nötig. Wenn man die Kügelchen in der eigenen Wohnung oder auch auf Reisen schützen möchte, kann man die Röhrchen in einige Lagen Alufolie einwickeln (so ein Paket dürfen Sie auch im abgegebenen Gepäck mit ins Flugzeug nehmen). So sind sie auch vor anderen Umwelteinflüssen abgeschirmt, die eventuell die Wirksamkeit einschränken. Vor allem direktem Sonnenlicht sollten die Kügelchen nicht unnötig lange ausgesetzt sein.

Sind die Globuli überteuert?

Der Vorwurf taucht immer wieder auf: Die Globuli seien zu teuer. Da sie keinen Wirkstoff enthielten, handele es sich um Abzocke mit Zuckerpillen. Dieser Vorwurf ist kurz gesagt absurd. Die Herstellung der Mittel erfordert meist viele Stunden harter Handarbeit. Dass bei diesem Aufwand kein großer Gewinn zu erzielen ist, kann man aus dem Markt für Heilmittel ersehen: Die Globuli werden ausschließlich von kleinen und höchstens mittelständischen Unternehmen hergestellt.

Würde die Herstellung von Homöopathika große Gewinnmargen abwerfen, hätten die verzweifelt nach neuen Märkten suchenden Pharmariesen längst eigene Homöopathie-Sparten eröffnet; mittlerweile hätten sie ihre Dominanz in der medizinischen Infrastruktur sicherlich genutzt, um die kleinen Konkurrenten vom Markt zu drängen. Denn wo große Profite locken, zeigen sich diese Unternehmen erfahrungsgemäß eher undogmatisch. Die aufwendige Herstellung von Globuli wirkt offensichtlich nicht gerade attraktiv auf die Großen der Branche.

Wie steht die deutsche Politik zur Homöopathie?

Vor der Bundestagswahl 2013 interviewte der Deutsche Zentralverein homöopathischer Ärzte Gesundheitsexperten aller Fraktionen. Die Experten waren sehr wohlwollend, aus allen Lagern gibt es klare Bekenntnisse zur Pluralität im Gesundheitswesen und ausdrücklich auch zur Homöopathie. Viele Parteien forderten außerdem, mehr finanzielle Mittel für die homöopathische Forschung zur Verfügung zu stellen. Diese Forderungen gibt es seit Jahren, an der tatsächlichen Situation, dass diese Forschung in Deutschland kaum gefördert wird, hat sich bisher nichts geändert. Selbst dann nicht, wenn die fordernden Parteien in die Regierungsverantwortung kamen.

Nosodenbehandlung durch politische Entscheidung gefährdet?
Von der Öffentlichkeit und von vielen Homöopathen völlig unbeachtet, wird allerdings zurzeit ein politisches Vorhaben in die Tat umgesetzt, das verheerende Wirkung auf die ärztliche Praxis haben könnte. Denn die Herstellung von Nosoden, also jenen Mitteln, die aus Krankheitserregern und erkranktem Gewebe hergestellt werden, soll verboten werden. Mit Nosoden können hervorragende Ergebnisse erzielt werden, in unserer Praxis konnten wir beispielsweise einer Patientin mit multipler Sklerose und einer jungen Frau mit dem Drang, sich selbst schwere Verletzungen zuzufügen, sehr gut helfen. Bei der alten Dame mit der MS konnten der Rollstuhl und die Einweisung ins Pflegeheim abgewendet werden. Sie lebte bis zu ihrem Tod noch eine Dekade selbstständig zu Hause. Die junge Frau, die sich selbst viele Jahre verletzt hatte, ist vollständig gesundet.[8]
Eine Bedrohung geht von diesen Mitteln nicht aus. Die internationalen Datenbanken zu Arzneimittelrisiken führen während der 200-jährigen Anwendung keinen einzigen Fall, bei dem die Herstellung oder die Einnahme von Nosoden je ein Gesundheitsrisiko bedeutet hätten. Wegen der strikten Herstellungsvorschriften und der hohen Verdünnung jeder Quellsubstanz in den fertigen Globuli besteht keinerlei Ansteckungsgefahr.
Es sei dennoch gefährlich, Mittel aus Krankheitserregern herzustellen, erklären die Verantwortlichen. Es handelt sich dabei größtenteils um jene Kritiker, die vehement einwenden, Homöopathie sei eine Placebotherapie, weil die Mittel keinen echten Wirkstoff enthalten würden. Auf der einen Seite sollen Globuli also wegen fehlender Inhaltsstoffe wirkungslos sein, auf der anderen Seite aber brandgefährlich wegen ihres Inhalts. Für die Patienten ist dieses skurril begründete Vorhaben mit Sicherheit kein Gewinn.

8 Eine genaue Darstellung der Geschichte dieser jungen Frau können Interessierte in dem kommenden zweiten Band des Fachbuches für homöopathische Therapeuten *Sprechende Quellen II* finden.

GLOSSAR

ADS/ADHS: Aufmerksamkeitsdefizit-Syndrom (H steht für Hyperaktivität, dies betrifft nur einen Teil der Patienten, meistens die Jungen). Betroffene leiden an einer Störung der Konzentrationsfähigkeit und starker Impulsivität, bei Jugendlichen führt dies in der Regel zu einer massiven Beeinträchtigung der schulischen Leistung. ADS kann bei Nichtbehandlung bis ins Erwachsenenalter fortbestehen. Betroffen sind laut seriösen Schätzungen etwa drei Prozent der Schüler eines Jahrgangs.

akute Erkrankung: Eine Krankheit, die schnell ausbricht und maximal etwa vierzehn Tage anhält.

Allopathie: Therapeutischer Ansatz der Schulmedizin. Hierbei wird jedes Symptom eines Patienten einzeln behandelt, Gesundheit und Krankheit werden nicht als ganzheitliche Phänomene wahrgenommen. Die Bezeichnung A. geht auf Samuel Hahnemann zurück, der die Unterschiede benennen wollte.

Anamnese: Aufnahme der gesamten Krankheitsgeschichte eines Patienten durch den Therapeuten. Eine A. wird in der Schulmedizin und Homöopathie gleichermaßen durchgeführt, um anschließend die geeignete Therapie bestimmen zu können.

Arzneimittelprüfung: Behandlung gesunder Probanden im Test mit einem (zum Beispiel homöopathischen) Heilmittel. Im Verlauf der Behandlung werden die beobachteten Symptome gesammelt, aufgezeichnet und gegliedert.

chronische Erkrankung: Langanhaltende Erkrankung, die über einen Zeitraum von vier Wochen hinaus besteht. Viele chronische Krankheiten sind schulmedizinisch nicht ausheilbar.

Conners Global Index (CGI): Klinisches Fragebogenverfahren zur Beurteilung von Verhalten, wird bei → ADS/ADHS

(s. o.) angewandt. Die Probanden werden befragt (von sechs bis achtzehn Jahren), und die Ergebnisse werden mit Punkten bewertet. Eine hohe Punktzahl bedeutet, dass die Symptome ausgeprägt vorhanden sind.

Crossover-Prüfung: Im Rahmen einer verblindeten Probandenstudie (→ Doppelblindstudie, s. u.) werden die Gruppen getauscht. Das bedeutet, dass jeder teilnehmende Proband eine Zeitlang in der Gruppe ist, die Placebos erhält, und eine Zeitlang in der Gruppe ist, die das echte Medikament verabreicht bekommt.

Doppelblindstudie, randomisierte: Wird eine Studie doppelblind durchgeführt, wissen weder die teilnehmenden Probanden noch die mit ihnen interagierenden Mitarbeiter, welcher Gruppe die Probanden zugeteilt worden sind: ob sie also am Experiment teilnehmen oder zu einer Kontrollgruppe gehören, die ein Placebo bekommt. Die Zuteilung von Probanden in Gruppen erfolgt in der Regel nach einem Zufallsmechanismus, also randomisiert.

Immunantwort, adaptive: Ist die Reaktion des Körpers auf Bakterien oder Viren, die als fremd erkannt wurden. Das Immunsystem kann durch Impfung lernen, auf bestimmte Organismen oder Substanzen zu reagieren. Das »erlernte Antworten« des Körpers auf Organismen oder Substanzen wird »adaptiv« genannt.

Kohortenstudien meinen in diesem Fall Folgendes: Patienten verschiedener Hausarztpraxen werden in zwei Gruppen eingeteilt, von denen die eine homöopathisch und die andere schulmedizinisch behandelt wird. Die Behandlungserfolge werden von der Studienleitung abgefragt und ausgewertet.

Metastudie: Eine wissenschaftliche Arbeit, die keine eigenen Daten erhebt, sondern die Ergebnisse voriger Studien vergleichend zusammenstellt.

multimorbide: Leidet ein Patient unter mehreren verschiedenen Krankheiten gleichzeitig, gilt er als multimorbide.

Placebo: Ein Placebo ist ein Scheinmedikament, das keinen pharmakologischen Wirkstoff enthält. Eine Placebowirkung erklärt man gemeinhin mit einer Steigerung der Selbstheilungskräfte durch die Erwartung, dass eine Arznei helfen müsse.

Potenzieren: Prozess der Verdünnung und Verschüttelung homöopathischer Heilmittel. Jeder Verdünnungsschritt im Verhältnis 1:100 wird mit der C-Potenz beziffert (C 200 = 200-mal verdünnen und verschütteln, C 1000 = 1000-mal verdünnen und verschütteln). Je höher die Potenz eines Heilmittels ist, umso wirksamer sind die Globuli.

publication bias: Wenn in wissenschaftlichen Zeitschriften eine statistisch verzerrte Auswahl von Studien veröffentlicht wird, spricht man von einem publication bias. Normalerweise fällt dieser positiv aus, weil es leichter ist, positive Ergebnisse zu publizieren. Bei Studien zu Homöopathie verhält es sich andersherum, hier ist es derzeit leichter, negative Studien zu veröffentlichen.

Psychopharmaka: Wirkstoffe, die symptomatisch auf die Psyche eines Menschen einwirken. Sie werden zur Behandlung psychischer Störungen und neurologischer Erkrankungen eingesetzt.

Ritalin: Der Wirkstoff Methylphenidat ist am bekanntesten unter dem Markennamen Ritalin. Es handelt sich bei dem stimulierenden Arzneistoff um ein Amphetamin-Derivat, das zur Behandlung von → ADS/ADHS (s. o.) eingesetzt wird. In Deutschland ist es als Betäubungsmittel eingestuft.

Schulmedizin: Der Begriff Schulmedizin ist nicht trennscharf, denn er umfasst sehr viele verschiedene Therapieformen und Heilungskonzepte. Grundsätzlich benutzt man ihn in der Regel, um das Weltbild zu beschreiben, das im Medizinstudium an Universitäten vermittelt wird. Allerdings gibt es heute viele studierte Ärzte, die dieses Weltbild nur mit Einschränkungen teilen.

Simile-Prinzip: Wirkprinzip der Gleichheit. In der Homöopathie bedeutet dies, dass ein Mittel an gesunden Probanden getestet wird; treten die dabei beobachteten Symptome dann bei einem Patienten auf, bekommt er eben dieses Heilmittel verordnet. In der Schulmedizin funktionieren Impfungen nach dem Simile-Prinzip; zur Impfung gegen Pocken etwa wird der Erreger in abgeschwächter Form verabreicht.

Verum: Jede Form eines Heilmittels, das tatsächlich einen Wirkstoff enthält.

VERZEICHNIS DER STUDIEN ZUR HOMÖOPATHIE

Im Folgenden listen wir die Studien auf, die wir im Text zitiert haben. Sie sind kapitelweise und nach ihrer Erstnennung im Text sortiert. Für viele dieser Studien ist eine Kurzfassung im Internet offen verfügbar, die jeweiligen Adressen (Stand August 2013) sind angegeben.

Was die Studien sagen – Pro und contra Homöopathie

Gordon Smith, Jill Pell: Parachute Use to Prevent Death and Major Trauma Related to Gravitational Challenge: Systematic Review of Randomised Controlled Trials. In: *BMJ* 2003; 327:1459.

Diese Studie kommentiert die grundlegenden Probleme großer Metastudien im British Medical Journal *am Beispiel von Fallschirmsprüngen. Einsehbar unter:* http://www.ncbi.nlm.nih.gov/pmc/articles/PMC300808/

Aijing Shang, Matthias Egger u. a.: Are the Clinical Effects of Homoeopathy Placebo Effects? Comparative Study of Placebo-Controlled Trials of Homoeopathy and Allopathy. In: *The Lancet* 2005; Aug. 27–Sept. 2;366:726–732.

Umstrittene Metastudie, die behauptet, zwischen Homöopathie und Behandlungen mit Placebos gebe es keinen effektiven Unterschied. Eine genaue Methodenkritik finden Sie im Anschluss an dieses Kapitel. Studie einsehbar unter: http://www.ncbi.nlm.nih.gov/pubmed/16125589

Heiner Frei, Regula Everts, Klaus von Ammon und André Thurneysen: Homeopathic Treatment of Children With Attention Deficit Hyperactivity Disorder: A Randomised, Double Blind, Placebo

Controlled Crossover Trial. In: *Eur J Pediatr* 2005;164 (12):758–67.

Diese Studie zur Behandlung von ADHS mit Homöopathie ist online komplett einsehbar. In deutscher Sprache zu finden unter: http://www.heinerfrei.ch/downloads/Downloads%20Publikationen/ADHD_DB_Studie_deutsch.pdf

Michael Frass, Helmut Friehs, Christine Marosi, Ernst Schuster: Prospective, Controlled Study Evaluating Global Health Status and Subjective Well-Being of Cancer Patients With or Without Add-On Classical Homeopathic Therapy.

Studie zur zusätzlichen homöopathischen Behandlung von Tumorpatienten. Viele Ergebnisse zur Arbeit mit Homöopathie in großen Kliniken finden sich in dem Buch: Michael Frass, Martin Bündner (Hg): Homöopathie in der Intensiv- und Notfallmedizin. München, Jena 2007.

David Riley u. a.: Homeopathy and Conventional Medicine: An Outcomes Study Comparing Effectiveness in a Primary Care Setting. In: *The Journal of Alternative and Complementary Medicine* 7(2001), 149–159.

Michel Rossignol: Impact of Physician Preferences for Homeopathic or Conventional Medicines on Patients With Musculoskeletal Disorders: Results from the EPI3-MSD Cohort. In: *Pharmacoepidemiology and Drug Safety* 2012; 21:1093–1101.

Petter Viksveen u. a.: Economic Evaluations of Homeopathy: A Review. In: *Eur J Health Econ* DOI/s10 198-013-0462-7.

Zwei gute Beispiele für Kohortenstudien sowie ein Vergleich der Behandlungskosten bei Bündelung mehrerer Kohortenstudien. M. Rossignol einsehbar unter: http://www.ncbi.nlm.nih.gov/pubmed/22782803. *P. Viksveen einsehbar unter:* http://www.ncbi.nlm.nih.gov/pubmed/23397477

Morag A. Taylor: Randomised Controlled Trial of Homoeopathy Versus Placebo in Perennial Allergic Rhinitis With Overview of Four Trial Series. In: *BMJ* 4, 2000.

Eine weitere Metastudie, die bei allergischen Beschwerden einen

hoch signifikanten Unterschied zwischen Placebo- und homöopathischer Therapie nachweist. Veröffentlicht im British Medical Journal. *Einsehbar unter:* http://www.bmj.com/content/321/7259/471

Den Potenzen auf der Spur –
Wie kann wirken, was nicht wirken darf?

Prashant Chikramane u. a.: Extreme Homeopathic Dilutions Retain Starting Materials: A Nanoparticulate Perspective. In: *Homeopathy,* 2010 Oct;99(4):231–42.

Arbeit einer indischen Forschungsgruppe, die offenbar in weniger stark verdünnten Homöopathika Nanopartikel der Ausgangssubstanz finden konnte. Einsehbar unter: http://www.ncbi.nlm.nih.gov/pubmed/20970092

Claudia Scherr, Meinhard Simon, Jörg Spranger, Stephan Baumgartner: Effects of Potentised Substances on Growth Rate of the Water Plant *Lemna gibba* L. In: *Complementary Therapies in Medicine* (2009) 17, 63–70.

Untersuchung zur Behandlung von mit Arsen vergifteten Wasserlinsen. Einsehbar unter: http://www.ncbi.nlm.nih.gov/pubmed/19185263

Peter Christian Endler u. a.: Effects of Highly Diluted Succussed Thyroxine on Metamorphosis of Highland Frogs. In: *The Berlin Journal on Research in Homeopathy,* June 1991, Vol. 1, Nr. 3, S. 151–160.

Erste Studie zum Wachstum von Kaulquappen bei Zugabe von homöopathisch verdünntem Thyroxin. Diese Studie und alle Wiederholungen sowie eine Metastudie hierzu können vollständig eingesehen werden unter: http://www.froghom.net/

Lisa Lahnstein, Mascha Binder, André Thurneysen, Martin Frei-Erb, Lucietta Betti, Maurizio Peruzzi, Peter Heusser und Stephan Baumgartner: Isopathic Treatment Effects of Arsenicum Album

45x on Wheat Seedling Growth – Further Reproduction Trials. In: *Homeopathy* (2009) 98, 198–207.
Vergleich der Wachstumsentwicklung von Weizenkeimen in Wasser bzw. Wasser mit homöopathischen Zusätzen. Komplette Studie einsehbar unter: http://www.researchgate.net/publication/ 40038811_Isopathic_treatment_effects_of_Arsenicum_album_ 45x_on_wheat_seedling_growth_further_reproduction_trials

E. Davenas u. a.: Human Basophil Degranulation Triggered by Very Dilute Antiserum Against IgE. In: *Nature,* 338, 816–818 (1988).
Erste Studie zum sogenannten Wassergedächtnis von der Forschungsgruppe um J. Benveniste.

Andy Coghlan: Scorn Over Claim of Teleported DNA. A Nobel Prizewinner is Reporting that DNA Can be Generated from its Teleported »Quantum Imprint«. In: *New Scientist,* 15.01.2011, S. 8 f.
Dieser Artikel enthält neben einer knappen, leicht verständlichen Zusammenfassung von Luc Montagniers Versuchen auch die zitierten kritischen Kommentare seiner Kollegen.

Leben retten, Menschen heilen – Grenzen der Schulmedizin, Chancen der Homöopathie

Studie zur Gesundheit Erwachsener in Deutschland. Robert-Koch-Institut 2013.
Studie enthält die zitierten Zahlen zum Konsum von Medikamenten und Nahrungsergänzungsmitteln. Informationsbroschüre des RKI einsehbar unter: http://www.rki.de/DE/Content/Gesund-heitsmonitoring/Studien/Degs/degs_w1/degs_info_broschuere. pdf?__blob=publicationFile

Roland Windt, Daniela Boeschen, Gerd Glaeske: Innovationsreport 2013. Wissenschaftliche Studie zur Versorgung mit innovativen Arzneimitteln – Eine Analyse von Evidenz und Effizienz. Herausgegeben von der Techniker Krankenkasse.

Die Studie belegt den niedrigen Innovationswert vieler neu zuge-
lassener Medikamente. Vollständig einsehbar unter: http://www.
tk.de/centaurus/servlet/contentblob/520602/Datei/83774/Innova-
tionsreport_2013_Langfassung.pdf

Lex Rutten, Robert T. Mathie, Peter Fisher, Maria Goossens, Michel
van Wassenhoven: Plausibility and Evidence: the Case of Homeopathy. In: *Med Health Care Philos,* 2013 Aug;16(3):525–32.
Die Arbeit untersucht die Schwierigkeiten von Wissenschaftlern,
positive Studien zur Homöopathie zu veröffentlichen. Einsehbar
unter: http://www.ncbi.nlm.nih.gov/pubmed/22539134

LITERATUR

Barnes, Joanne, Karl-Ludwig Resch und Edzard Ernst: Homeopathy for Postoperative Ileus? A Meta-Analysis. In: Journal for Clinical Gastroenterol 1997, 25(4): S. 628–633.

Bartens, Werner: Gedämpft und ruhiggestellt. In den USA sollen schon Vierjährige Pillen gegen ADHS nehmen. In: Süddeutsche Zeitung, 25.10.11, S. 1.

Cicchetti, Jane: The Shadow of Homeopathy. An Analysis of the Current Situation in Homeopathy From a Jungian Perspective. In: Homoeopathic Links, 2 (2005), S. 75–78.

Coghlan, Andy: Scorn over Claim of Teleported DNA. A Nobel Prizewinner is Reporting that DNA Can be Generated from its Teleported »Quantum Imprint«. In: New Scientist, 15.01.2011, S. 8f.

Cook, Tevor M.: Samuel Hahnemann. His Life and Times. Neu Delhi 2008.

Dinges, Martin: Homöopathie in Indien: Ein Absteiger im indischen Gesundheitssystem? In: Zeitschrift für klassische Homöopathie, 52(2) 2008, S. 60–68.

Drösser, Christoph und Ulrich Schnabel: Kann Wasser Denken? Forscher und Esoteriker wollen die Geheimnisse des Wassers ergründen. In: Die Zeit, 49 (2003).

Enserink, Martin: French Nobelist Escapes »Intellectual Terror« to Pursue Radical Ideas in China. In: Science, Vol. 330, 2010, S. 1732.

Frass, Michael und Martin Bündner (Hg.): Homöopathie in der Intensiv- und Notfallmedizin. München/Jena 2007.

Frei, Heiner: Die homöopathische Behandlung von Kindern mit ADS/ADHS. Ein systematisches Therapiekonzept. Stuttgart 2009.

Frei, Heiner u.a.: Randomised Controlled Trials of Homeopathy in Hyperactive Children: Treatment Procedure Leads to an Unconventional Study Design. Experience With Open-Label Homeopathic Treatment Preceding the Swiss ADHD Placebo-Controlled, Randomised, Double-Blind, Cross-Over Trial. In: Homeopathy, 2007. 96(1): S. 35–41.

Freud, Sigmund: Vorlesungen zur Einführung in die Psychoanalyse. Frankfurt am Main 1996.

Friedländer, Ernst: Bönninghausen, Clemens Maria Franz von. In: Allgemeine Deutsche Biographie, Bd. 3, Leipzig 1876, S. 131f.

Görnitz, Thomas und Brigitte Görnitz: Der kreative Kosmos. Geist und Materie aus Information. Berlin 2002.

Görnitz, Thomas: Quanten sind anders. Die verborgene Einheit der Welt. Heidelberg 2006.

Hahnemann, Samuel: Die chronischen Karnkheiten. Stuttgart 2007.

Hahnemann, Samuel: Organon der Heilkunst. Heidelberg 1987.

Hahnemann, Samuel: Reine Arzneimittellehre. Stuttgart 2007.

Hansen, Paul und Ulrich Rudolph: Schwarzbuch dPV. Eine etwas andere Sicht auf den Patienten-Selbsthilfeverband Deutsche Parkinson Vereinigung e.V., Hürth 2010.

Harder, Bernd: Wer heilt, hat Recht? Falsch! Blogeintrag unter:http://blog.gwup.net/2010/02/25/wer-heilt-hat-recht-falsch/ (23.09.13)

Harisch, Gunther und Michael Kretschmer: Jenseits vom Milligramm. Die Biochemie auf den Spuren der Homöopathie. Berlin/Heidelberg 1990.

Heirs, Morag und Mike Emmans Dean: Homeopathy for Attention Deficit/Hyperactivity Disorder or Hyperkinetic Disorder. In: Cochrane Database of Systematic Reviews 2007, Issue 4. Artikel unter: CD005648. DOI: 10.1002/14651858.CD005648.pub2.

Jacobs, Jennifer u.a.: Homeopathy for Childhood Diarrhea: Combined Results and Metaanalysis From Three Randomized, Controlled Clinical Trials. In: The Pediatric Infectious Disease Journal, 2003, 22(3), S. 229–234.

Jessen, Jens: Ein Beweis namens »Ich«. Die Homöopathie hilft sogar, wenn man nicht an sie glaubt. In: Die Zeit, 50 (2010), S. 40.

Langbein, Kurt, Hans-Peter Martin, Peter Sichrovsky und Hans Weiss: Bittere Pillen. Nutzen und Risiken der Arneimittel. Ein kritischer Ratgeber. Köln 1983.

Ludewig, Reinhard, Susanne Seufert: Hahnemann und das Gift im Wein. In: Ärzteblatt Sachsen, 12/2002, S. 598f.

Lüdtke, Rainer und Markus Wiesenauer: Eine Metaanalyse der homöopathischen Behandlung der Pollinosis mit Galphimia glauca. Wiener Medizinische Wochenschrift 1997, 147(14), S. 323–327.

Schlingensiepen-Brysch, Irene: Die Quelle spricht. Kosmische Vielfalt und individuelles Talent. Kandern 2008. Ein zweiter und dritter Band sind in Vorbereitung.

Schlingensiepen-Brysch, Irene: About The Beginning of Creation. In: Homoeopathic Links, (3) 2007, S. 136–139.

Schlingensiepen-Brysch, Irene: The Symptom, the Subconscious and the Source Part III. Illustrative Case and Final Conclusions. In: Homoeopathic Links, (1) 2007, S. 15–21.

Schweitzer, Jan: Glauben und Globuli. Die Homöopathie wird leidenschaftlich geschmäht und geliebt. Was die Schulmedizin von ihr lernen kann. In: Die Zeit, 50 (2010), S. 39f.

Taylor, Morag A. u. a.: Randomised Controlled Trial of Homoeopathy Versus Placebo in Perennial Allergic Rhinitis With Overview of Four Trial Series. In: British Medical Journal, 2000, 321, S. 471–476.

Vigoureux, Karin und Ralf: Homöopathie in den USA. In: Allgemeine homöopathische Zeitung, Bd. 247(2002), S. 239–245.

Vickers, Andrew u. a.: Homoeopathic Oscillococcinum for Preventing and Treating Influenza and Influenza-Like Syndromes. In: The Cochrane Library, 2006, Issue 4. Artikel unter: Syst Rev. 2006;(3):CD001957.

Vithoulkas, Georgos: Medizin der Zukunft. Homöopathie. Kassel 1992.

Weymayr, Christian und Nicole Heißmann: Die Homöopathie-Lüge. So gefährlich ist die Lehre von den weißen Kügelchen. München 2012.

Yasseri, Taha, Anselm Spoerri, Mark Graham und János Kertész: The Most Controversial Topics in Wikipedia. A Multilingual And Geographical Analysis. Online einsehbar unter: http://arxiv.org/abs/1305.5566

ohne Verf.: Ärzte dürfen Geschenke von Pharmafirmen annehmen. In: Süddeutsche Zeitung, 22.06.2012, S.1.

KRITIK AN DER LANCET-STUDIE

Stefan Baumgartner, Klaus von Ammon: Kritik der Studie von Shang, A., K. Huwiler-Muntener u. a. (2005). »Are the Clinical Effects of Homoeopathy Placebo Effects? Comparative Study of Placebo-Controlled Trials of Homoeopathy and Allopathy.« *Lancet* 366 (9487):726–732.

Die Studie von Shang u. a. analysierte die Resultate von 110 klinischen Studien zur Homöopathie und 110 klinischen Studien zur Schulmedizin und kam zu dem Schluss, dass die Effekte der eingesetzten homöopathischen Medikamente einer Placebowirkung gleichkamen, während dies für die Schulmedizin nicht der Fall gewesen sei.

Die Studie von Shang u. a. weist aus unserer Sicht mehrere Schwachstellen auf, welche dazu führen, dass die Hauptschlussfolgerung (homöopathische Medikamente = Placebo) unseres Erachtens unhaltbar ist. Die Kritikpunkte seien im Folgenden einzeln aufgeführt.

1. In der Grundanlage der Studie wird geschildert, dass klinische Studien zur Homöopathie und klinische Studien zur Schulmedizin verglichen werden sollten. Diese Studien wurden »gematcht«, d. h., zu jeder klinischen Studie zur Homöopathie wurde eine schulmedizinische Studie gesucht, welche ähnliche Beschwerden (z. B. Grippe, Asthma) mit ähnlichen Messgrößen (z. B. Dauer der Grippe, globale Beurteilung der Beschwerden durch den Patienten) untersuchte. Gemäß den Resultaten der Autoren konnten für 110 homöopathische Studien entsprechende schulmedizinische Studien gefunden werden.

Eine solche Studienanlage legt im ersten Anlauf nahe, dass die Auswertung auf einem Vergleich aller 2 x 110 paarweise gematchten Studien beruhen sollte. Eine solche Auswertung wurde aber nicht dargestellt. Die Schlussfolgerungen der Studie von Shang u. a. beruhen auf (i) einer Untergruppenanalyse von 8 bzw. 6 Studien und (ii) einer rechnerischen Abschätzung. In der Untergruppenanalyse (i) wurden die größten und methodisch besten Studien eingeschlossen, was 8 homöopathischen und 6 schulmedizinischen Studien entsprach. Beim Vergleich der jeweiligen Resultate gegen Placebo ergab sich ein Unterschied für den Durchschnitt der 6 schulmedizinischen Studien, aber nicht für die 8 homöopathischen Studien. In der rechnerischen Abschätzung (ii) wurde der Behandlungseffekt gegen Placebo als Funktion der Variabilität der Messgröße (welche im Wesentlichen umso kleiner wird, je mehr Patienten in einer Studie eingeschlossen werden) für alle Studien aufgetragen und die durchschnittliche Größe des Behandlungseffektes für die Variabilität der homogensten (größten) Studie rechnerisch bestimmt. Dieser war für die homöopathischen Studien im Rahmen der Streuung vergleichbar mit Placebo, während dies für die schulmedizinischen nicht der Fall war.

Warum wurden nun in der Analyse der Studienergebnisse nicht alle 220 Studien eingeschlossen? Der angegebene Grund für diese Art der Auswertung war, dass kleinere Studien (mit weniger Patienten) nach Ansicht der Autoren oft 1. unzuverlässigere (überoptimistische) Resultate ergeben und 2. bei negativen Resultaten eher nicht publiziert werden als große Studien, was in einer Meta-Analyse ein verzerrtes (überoptimistisches) Bild ergibt. Die Analyse der Studien ergab in der Tat, dass die kleineren Studien deutlichere Resultate ergaben als die größeren Studien, sowohl für die Homöopathie als auch für die Schulmedizin. Es ist aber unseres Erachtens überhaupt nicht klar, dass der Grund für dieses Phänomen alleine nicht publizierte Studien und/oder Studien schlechter methodischer Qualität sind. Gerade bei komplexen Therapiesystemen (wie der klassischen Homöopathie) können kleinere Studien mit höherer interner Qualität assoziiert sein, da bei beschränkten finanziellen Mitteln nur kleine Studien sorgfältig durchgeführt werden können; ein Ausschluss kleinerer Studien würde in diesem Fall das Resultat der Analyse verzerren. Die Anzahl nicht publizierter Studien ist prinzipiell unbekannt und ein grundlegendes Problem jeder Meta-Analyse. Jegliche Annahmen über das Ausmaß der nicht publizierten Studien sind reine Vermutungen und entziehen der Meta-Analyse ihren wissenschaftlichen Boden.

Bei einem Einschluss aller Studien und bei gleicher Gewichtung aller 2 x 110 Studien ergibt sich aufgrund der grafisch dargestellten Daten von Shang u. a. das eindeutige Fazit, dass sich die Wirkung der untersuchten homöopathischen Medikamente von Placeboeffekten signifikant unterscheidet (im Durchschnitt über alle Studien); ebenso ergibt sich aufgrund der von Shang u. a. dargestellten Grafiken kein deutlicher Unterschied zwischen der Wirksamkeit homöopathischer und schulmedizinischer Medikation.

2. Es stellt sich in diesem Zusammenhang aber die grundsätzliche Frage, ob der von Shang u. a. gewählte Ansatz einer Meta-Analyse quer über alle möglichen Indikationen, Homöopathieformen (klassische, klinische, Komplexmittel-Homöopathie und Isopathie) und homöopathische Medikamente sinnvoll ist. In der medizinischen Forschung wird eine Meta-Analyse in der Regel nur für ein definiertes Medikament mit standardisierter Dosierung für eine definierte Indikation durchgeführt. Als Kompromiss könnte man für die Erforschung der globalen Wirksamkeit homöopathischer Arzneien den Ansatz wählen, Meta-Analysen homöopathischer Studien nur für bestimmte Indikationen durchzuführen (selbst wenn in diesem Fall unterschiedliche Arzneien in einer Analyse zusammengefasst würden). Uns sind derzeit sieben solche Meta-Analysen bekannt (siehe Literaturangaben); in sechs dieser sieben Meta-Analy-

sen ergeben sich statistisch signifikante Effekte der untersuchten Homöopathika gegenüber Placebo. Dieses Resultat spricht eindeutig für eine spezifische Wirksamkeit homöopathischer Präparate, wenn man der Methodik der Meta-Analysen überhaupt grundsätzlich Vertrauen entgegenbringt.

3. In die Studie von Shang u. a. wurden nur Studien eingeschlossen, welche eine homöopathische Behandlung mit einer Placebobehandlung verglichen. Der weitaus größte Teil der Studien zur klassischen Homöopathie, welche in der Vergangenheit durchgeführt wurden, leidet unter dem Problem, dass die Medikamentenauswahl in der Erstanamnese festgelegt wird und dann nicht mehr modifiziert werden kann. In einer Untersuchung von Frei u. a. (Literaturangabe 8) wurde deutlich, dass erst nach einer Verschreibung von im Durchschnitt vier bis fünf verschiedenen homöopathischen Mitteln das adäquate Mittel gefunden wurde, welches die klinischen Symptome (in diesem Fall von ADHS) um mehr als 50 Prozent reduzierte. Eine Studie, welche keine Mittelmodifikation im Falle fehlender Wirksamkeit vorsieht, wird deshalb Resultate ergeben, welche die Effekte homöopathischer Arzneien deutlich unterschätzt.

4. In der Studie von Shang u. a. wurde die Qualität der eingeschlossenen Studien nur anhand des Vorhandenseins einer adäquaten Randomisierung, Verblindung und Datenanalyse eingeschätzt. Homöopathisch relevante Qualitätsmerkmale (z. B. die Auswahl der Medikation) wurden nicht berücksichtigt.

DANKSAGUNG

Unser erster herzlicher Dank geht an unsere engsten Weg-
genossen:

An Wolfgang Brysch, unseren Mutmacher, Kritiker und Mä-
zen. Sein wissenschaftlich-kritischer Sachverstand hat uns in
langen Debatten ebenso gefordert wie inspiriert. Seine aus dem
Herzen kommende Großzügigkeit hat dieses mehrjährige Projekt möglich gemacht.
An Eva Czernitzki, die erste Skeptikerin, die wir überzeugen
konnten. Ihre Perspektive ist in dieses Buch mit eingeflossen.
Ihre Geduld wurde mitunter erprobt und war für seine Voll-
endung unerlässlich. Danke, dass sie auch nach zweieinhalb
Jahren nicht versiegt ist.
An Gregor Brysch, dessen engagierte Diskussion mit uns im
Sommer 2010 dieses Buch angestoßen hat. Danke fürs prüfen-
de Zuhören. Danke für dein Lächeln, wenn die Küche mal wieder übersät war mit Papieren!
An Carolina Schlingensiepen, die unser erstes Skript las und
uns kluge Fragen mit auf den Weg gab.

***

An Maria Koettnitz und Harry Olechnowitz, denen wir genau
zum richtigen Zeitpunkt begegneten. Ihre *Akademie für Autoren* und seine Literaturagentur haben das Projekt an schwierigen Weggabelungen entscheidend vorangebracht.
Durch ihre Vermittlung wurde Olivia Baerend unsere erfahrene
Ratgeberin bei O.W. Barth. Gemeinsam haben wir eine gute
Darstellung für schwierige Sachfragen gesucht und immer wieder gefunden. Auch Andreas Klaus und Christina Schneider
standen uns im Verlag mit Rat und Tat zur Seite.
An Asta-Maria Krohn, die so gut offene Fragen mit durchden-

ken kann und es versteht, die Freiräume zu schaffen, die fürs Nachdenken und Niederschreiben unerlässlich sind.

An Friederike Herrmann für die lustigen und nachdenklichen Inspirationen zur Kunst des Schreibens.

Danke, Christa Spannbauer, für die Aufmunterungen, die aus langer Erfahrung mit dem Schreiben schöpfen.

***

Ein besonderer Dank geht an die Wissenschaftler. Ihre Arbeit ist die Basis für dieses Buch.

Allen voran an Stephan Baumgartner, der die weltweite Forschung zur Homöopathie wie kein Zweiter kennt. Seine ausgeprägte persönliche Integrität und sein wissenschaftliches Können setzen einen Maßstab für die jungen Forscher von morgen.

An Klaus von Ammon, Michael Frass und Heiner Frei für ihre wichtigen Anregungen und ihre hervorragende klinische Arbeit.

An die Pioniere der Laborforschung Christian Endler und Roeland van Wijk.

An Thomas und Brigitte Görnitz für unseren steten, spannenden Dialog, der Erkenntnisse aus der Quantenphysik, der Psychologie und über Heilung zusammenführt.

An Fritz-Albert Popp, der sich immer wieder ganze Tage Zeit nahm für einen ungewöhnlich freien und offenen Austausch.

An Jan Scholten, der das ganze Periodensystem für die Homöopathie erschloss. Danke auch für unsere freundschaftliche Verbundenheit.

Schließlich sei Otto Creutzfeldt genannt. In ihm verband sich exakte Fachkenntnis als Hirnforscher mit der faustischen Suche eines Universalgelehrten. Er hat strenge Maßstäbe gesetzt und doch in seiner unverwechselbaren Weise einen Weg angelegt für die freie Entfaltung seiner Schüler.

***

Ein tief empfundener Dank gilt allen Patienten und ihren Familien. Sie haben es uns ermöglicht, die Homöopathie lebendig und konkret vorzustellen, indem sie uns erlaubten, ihre Geschichte zu erzählen.

Ulrich Ott

MEDITATION FÜR SKEPTIKER
Ein Neurowissenschaftler erklärt den Weg zum Selbst

Meditation ist ein Instrument der Selbsterkenntnis, das jeder für sich nutzen kann. Der neben Wolf Singer bekannteste Meditationsforscher im deutschsprachigen Raum erschließt auf undogmatische Weise den Weg in die spirituelle Praxis. Ulrich Ott vereint in sich den rationalen Wissenschaftler mit dem langjährig Praktizierenden. Er vermittelt sowohl fundiertes Hintergrundwissen als auch konkrete Übungsanweisungen. In fünf Schritten lädt er den Leser zur eigenen praktischen Erfahrung ein: ein einzigartiges Meditationshandbuch von sachlicher Überzeugungskraft.

»Das Buch von Ulrich Ott stellt einen Meilenstein
in der Literatur zum Thema Meditation dar.«
Visionen

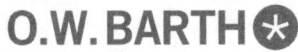

Ulrich Ott

YOGA FÜR SKEPTIKER

Ein Neurowissenschaftler
erklärt die uralte Weisheitslehre

Ulrich Ott verbindet Weisheit, Wissenschaft und Praxis des
Yoga zu einem kompakten Basiswissen. Präzise erklärt er,
warum Yoga als Körper-, Atem- und Bewusstseinsschulung
so enorm wertvoll und wirksam ist. Für jeden dieser Bereiche
erhält man viele anschaulich erklärte und sofort umsetzbare
Übungen, die aufeinander aufbauen und optimal für Beginner
sind.

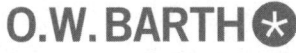

O.W. BARTH